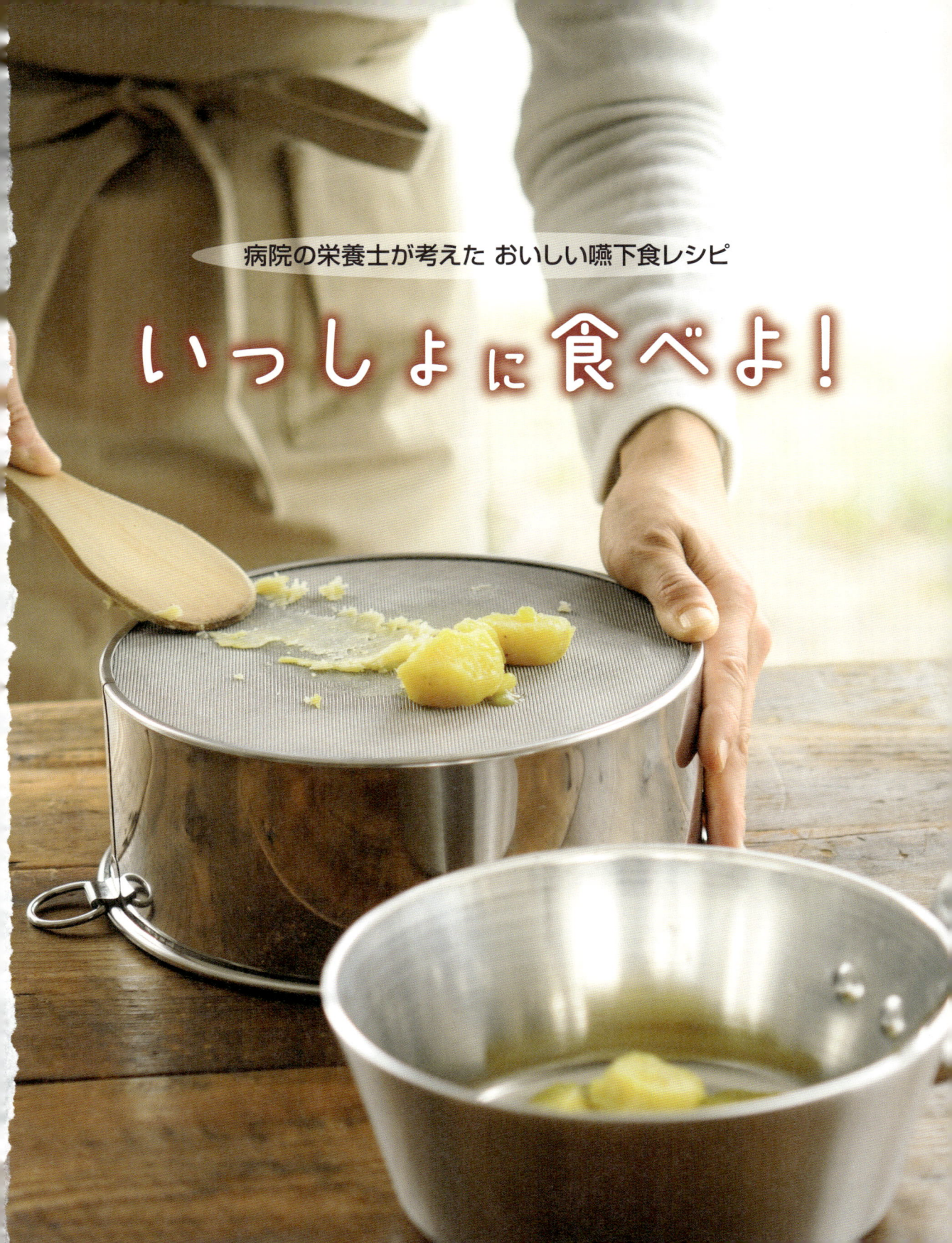

病院の栄養士が考えた おいしい嚥下食レシピ

# いっしょに食べよ！

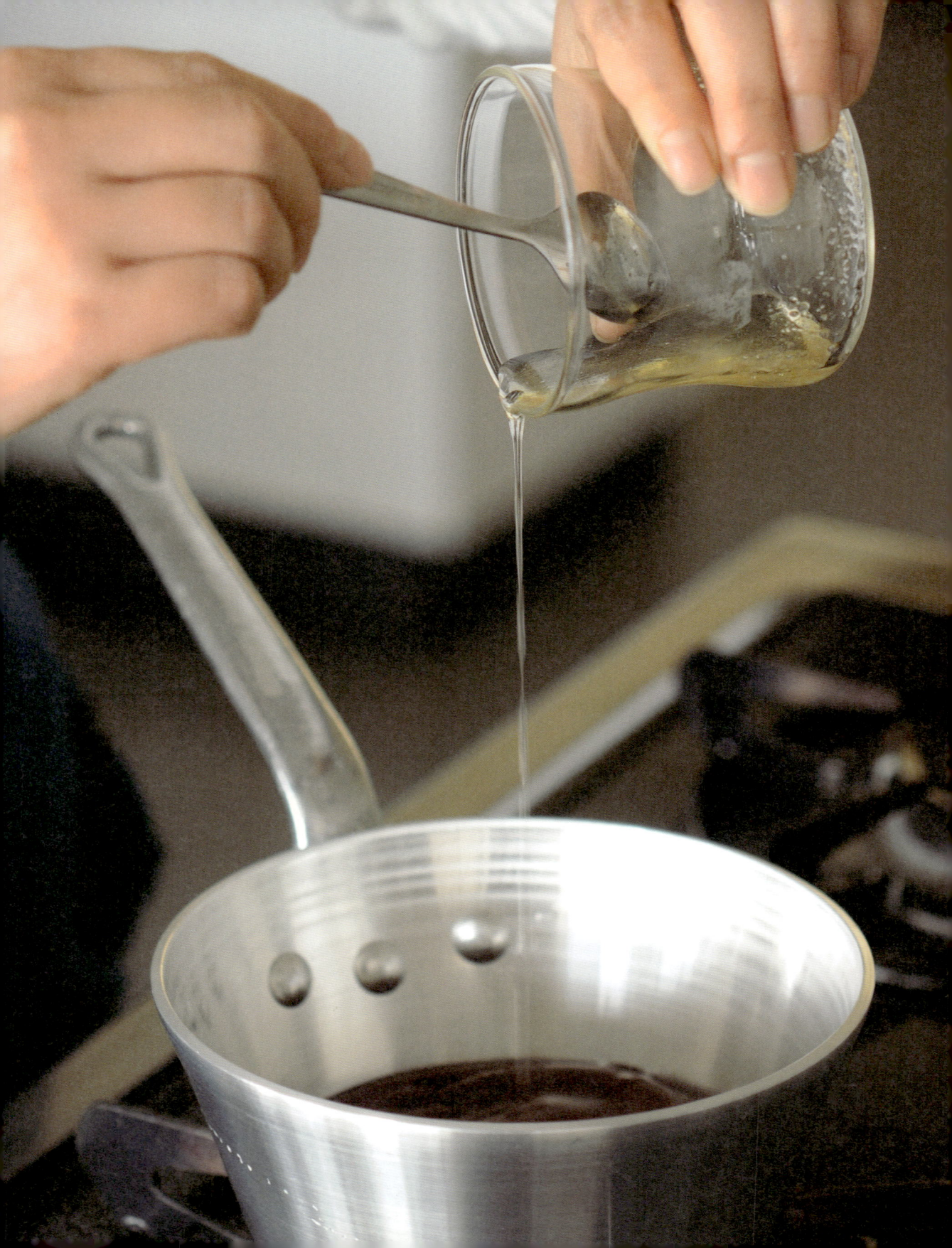

だんだんと好きなものが
飲み込みにくくなったおじいちゃんやおばあちゃんから
だんだんといろいろなものが
食べられるようになってきた赤ちゃんまで、
みんながいっしょに同じメニューで楽しく食事をする
──それは不可能ではありません。
いつもの食事に、あと少し手間をかけてみませんか。
毎日は無理でも、時にこんなふうにして
みんなで食事をしましょう。
そのひと時がきっと忘れられない思い出になると信じます。
そのために、みんなで同じ食卓を囲めるよう
季節ごとのコースメニューを用意しました。

さあ、みんな　いっしょに食べよ！

あかいわチームクッキング

# Contents

- 著者からのメッセージ …………………… 3
- この本について ………………………… 7
- 寒天とゼラチンの使い方 ………………… 8
- 基本のレシピ …………………………… 10
  (五分粥・だし汁・スープストック)
- 食事レベル別の料理インデックス ……… 106

### 春のコース料理
## ひな祭り　13

- ちらし寿司 ……………………………… 16
- ハマグリの潮汁 ………………………… 18
- 蟹入りカリフラワーの蒸し物 …………… 19
- 菜の花の白和え ………………………… 20

　　ひいさんの甘酒 / ミックスジュース /
　　桜餅 / りんごゼリー / あやのひな祭りムース
　　(ドリンク・デザートページに掲載)

### 初夏のコース料理
## こどもの日　21

- カレーライス …………………………… 24
- らっきょう ……………………………… 24
- ブロッコリースープ …………………… 25
- キャベツと豚肉の重ね蒸し ……………… 27
- スティックサラダ ……………………… 28

　　サイダー / 牛乳 /
　　柏餅 / ぶどう（ピオーネ）ゼリー / 白桃ムース
　　(ドリンク・デザートページに掲載)

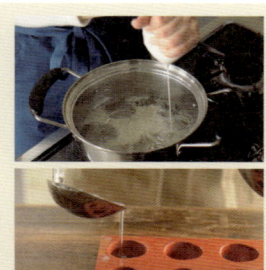

### One Point
- そうめんの作り方 ………………… 36
- きび餅の作り方 …………………… 67
- 花籠ゼリーの作り方 ……………… 97

### Cooking Tool
- すり鉢・すりこぎ ………………… 12
- 裏ごし器 …………………………… 68
- ミキサー …………………………… 68
- 電子はかり ………………………… 81
- ハンドミキサー ………………… 105

### 夏のコース料理
## 七夕　29

| | |
|---|---|
| 七夕そうめん | 33 |
| 白粥 | 33 |
| 　たくあん | 33 |
| 茶碗蒸し | 34 |
| 冬瓜の冷製 | 35 |

　　ビール / 麦茶 /
　　くず餅 / 花籠ゼリー / すいかゼリー / かぼすゼリー
　　（ドリンク・デザートページに掲載）

### 秋のコース料理
## お月見　37

| | |
|---|---|
| 栗ごはん | 41 |
| いわしのつみれ汁 | 41 |
| いちじくゼリー | 42 |
| 銀杏豆腐 | 43 |
| 焼きなす | 43 |
| 奈良漬け | 43 |
| 津山黒豚和風角煮 | 44 |
| 里いものすり流し | 46 |

　　しそ酒 / 抹茶 /
　　おはぎ / かぼちゃケーキ / 柿のムース / 梨のムース
　　（ドリンク・デザートページに掲載）

### 冬のコース料理
## クリスマス　47

| | |
|---|---|
| スイートポタージュスープ | 50 |
| ほうれん草のクリスマスサラダ | 51 |
| 千屋牛(ちやぎゅう)の赤ワイン煮 | 52 |
| エビとホタテのフラン | 55 |
| パン・で・ムース | 55 |
| 鯛のカルパッチョ | 56 |

　　シャンパン / ハーブティー /
　　クリスマスケーキ / アップルタルト / モンブラン /
　　ガトープリマージュ / バナナのムース
　　（ドリンク・デザートページに掲載）

### 新春のコース料理
## お正月　57

| | |
|---|---|
| お雑煮 | 61 |
| お赤飯 | 61 |
| お節 | |
| 　黒豆 | 62 |
| 　勝乃伊達巻、田作り | 63 |
| 　くわい、柿なます、酢れんこん | 64 |
| 　にしんの昆布巻き、ぶりの照り焼き、鶏の松風焼き | 65 |
| 　炊き合わせ | 66 |

　　お屠蘇 / 緑茶 /
　　正月羊羹 / 餡でムース / 黒豆ムース
　　（ドリンク・デザートページに掲載）

おはなし ………………………………… 69
みんなでいっしょのテーブルを囲むために

## ドリンク　77

ビール ………………………………… 79
シャンパン …………………………… 79
ひいさんの甘酒 ……………………… 80
しそ酒 ………………………………… 80
お屠蘇 ………………………………… 80
ミックスジュース …………………… 83
サイダー ……………………………… 83
牛乳 …………………………………… 83
麦茶 …………………………………… 84
ハーブティー ………………………… 84
抹茶 …………………………………… 84
緑茶 …………………………………… 84

## デザート　85

桜餅 …………………………………… 87
くず餅 ………………………………… 87
柏餅 …………………………………… 88
おはぎ ………………………………… 89
正月羊羹 ……………………………… 89

花籠ゼリー …………………………… 97
アップルタルト ……………………… 91
かぼちゃケーキ ……………………… 91
クリスマスケーキ …………………… 92
モンブラン …………………………… 93
ガトープリマージュ ………………… 93
みかんゼリー ………………………… 95
りんごゼリー ………………………… 95
ぶどう (ピオーネ) ゼリー …………… 95
マスカットゼリー …………………… 95
すいかゼリー ………………………… 96
かぼすゼリー ………………………… 96
あやのひな祭りムース ……………… 99
餡でムース …………………………… 99
黒豆ムース …………………………… 100
バナナのムース ……………………… 100
白桃ムース …………………………… 101
柿のムース …………………………… 101
梨のムース …………………………… 101

おいしく・アレンジ

メイjellyムースヨーグルト ………… 102
かぼちゃのクリームムース ………… 103
エンジョイ・チョコムース ………… 103
よもぎ餅 ……………………………… 104
OS-イチゴゼリー …………………… 104

# この本について

この本はご近所で買える食材と、ご家庭にある道具を使って、
嚥下の困難な方の食事をつくるためのレシピ集です。
特別なとろみ剤は必要ありません。
下のような食事レベルを参考に、
召し上がる方にあわせた嚥下食メニューを、専門職の方にも、
またご家庭でも作っていただきたいと思います。

### 食事レベルの見方

嚥下困難な方のための食事レベルとしては、
「嚥下食ピラミッド」や「嚥下調整食5段階（案）」があります（74ページ参照）。
この本では、各レシピの右につぎのように
食事レベルをあらわしました。

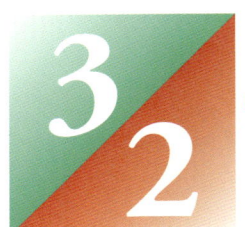

嚥下調整食5段階（案）での食事レベル　　嚥下食ピラミッドでの食事レベル

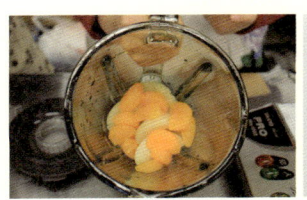
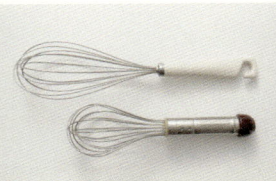
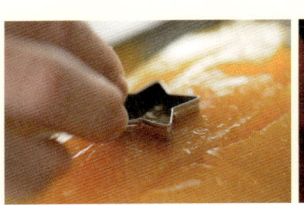
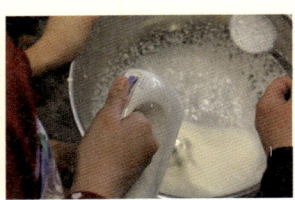

# 寒天とゼラチンの使い方

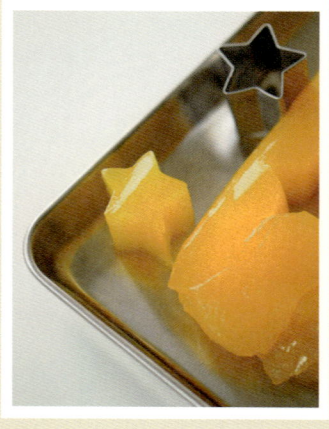

本書ではおもに寒天とゼラチンを使って、食材の粘度と固さを調整しています。
寒天は固まりやすいですが食感が固くなります。ゼラチンだけだと飲み込みと口溶けは良いのですが、固まりにくく崩れやすいので、ゼラチンと寒天をあわせて使います。

### 寒天 | 種類

- **粉末寒天**：高純度で品質は均一。溶解性に優れる。

※使いやすいものとして、「かんてんクック」と「手づくりぱぱ寒天」
（ともに伊那食品工業株式会社）があります。

- **棒寒天（角寒天）**：水に浸して裏ごしする必要あり。品質は不均一。

### 使い方

寒天の分量は材料の0.7％が目安（水100ccに対して寒天0.7g）。
粉寒天は材料にそのままふり入れ、泡立て器でよく混ぜる。
沸騰しないと完全に溶けないので、鍋肌がふつふつと泡立ち始めたら、そのまま泡立て器でよく混ぜ、3～5分間煮溶かしてから火を止めて冷やし固める。

※「手づくりぱぱ寒天」は80℃以上で溶けるため、3～5分間煮る必要はなし。
寒天を加えて煮溶かした時に蒸発した水分は、溶けた後で補充する。

### 寒天の特徴と注意点

常温（40℃以下）で固まりやすく、沸騰させないと溶けない。
切り口から水分が分離（離水）しやすい。
食感は固く、さっくり。

| 本書で使用した寒天：かんてんクック（伊那食品工業株式会社）

## ゼラチン

### 種類
- ●粉末ゼラチン（初心者でも失敗が少ない）　●顆粒ゼラチン　●板ゼラチン

### 使い方
ゼラチンの分量は、食材が液体の場合は1.6％、食材が固形の場合は3％が目安。分量のゼラチンに10倍の水分を入れ、白っぽさがなくなるまで混ぜてふやかす。電子レンジで約30秒間、沸騰させないように加熱して溶かす（時間はレンジによって異なるので、目で見て確認する。レンジを使う場合は、耐熱で電子レンジ対応の容器を用いる）。または沸騰後に火を止めた鍋に入れて溶かす。
※粉ゼラチンは、40℃以上に温めた液体の中に直接ふり入れて溶かす方法もある。

### ゼラチンの特徴と注意点
80℃以上に沸騰させると固まらない。
よく溶かさないとダマができる原因になる。
うまくふやけなかった場合は、ラップをかけて電子レンジで加熱する。
13℃以下で固まり、常温で溶け出す（体温で溶けやすい）。
ゆっくり時間をかければ（4～6時間）、しっかり固まる。
パイナップル、キウイフルーツ、いちじくなどは分解酵素を含んでいるため、45℃以上に加熱してからゼラチンとあわせる。
食感は弾力があり、プルプル。

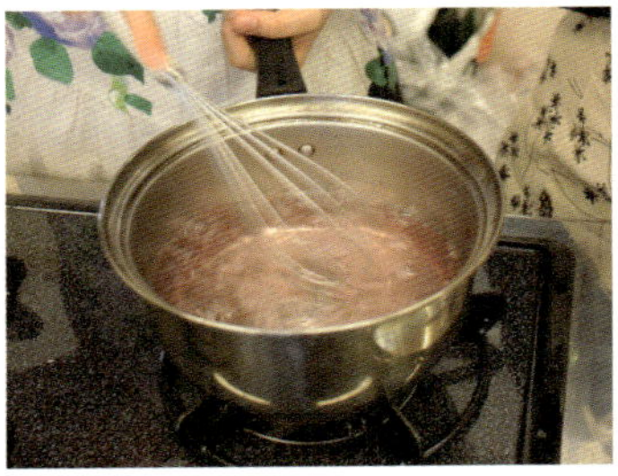

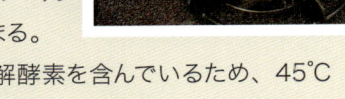

| 本書で使用したゼラチン：クックゼラチン（森永製菓株式会社）

## 寒天とゼラチンの割合
寒天とゼラチンの固さにはちがいがあり、「寒天1gの固さ＝ゼラチン2gの固さ」に相当する。

**［ゼラチンの一部を寒天に置き換える］**
ゼラチンだけで作ったゼリーは、口溶けは良いが液体に戻りやすい。反対に、寒天だけだと食感が固く、口の中で溶けない。料理の食感と口溶け、飲み込みやすさを変えたい場合や、型抜きをする場合は、寒天とゼラチンの割合を変える。
**ゼラチン5g使用の場合→ゼラチン3g＋寒天1g**

# 基本のレシピ

## 五分粥

**材料｜4人分**

米……80g
水……840cc

❶米80gを840ccの水に約30分間浸す。
❷土鍋に入れ、濡れ布巾で包んだ蓋をおき、さらに重しをのせて（**写真**）、極弱火で1時間炊く。
❸1時間たったら蓋をあけ、ゴムべらで鍋底からすくい上げるように混ぜて蓋をする。15分おきに同様に混ぜながら、さらに1時間炊く。
❹米粒が舌でつぶれ、口に残らない状態になったら火を止め、蓋をしたまま20分間蒸らす。上澄みの水がすべて米に吸収されたらできあがり。

※食事レベルにより、裏ごし器で裏ごしする。

> **Memo｜米の種類**
>
> 米は朝日米など粘り気のないものを選ぶと失敗が少ない。

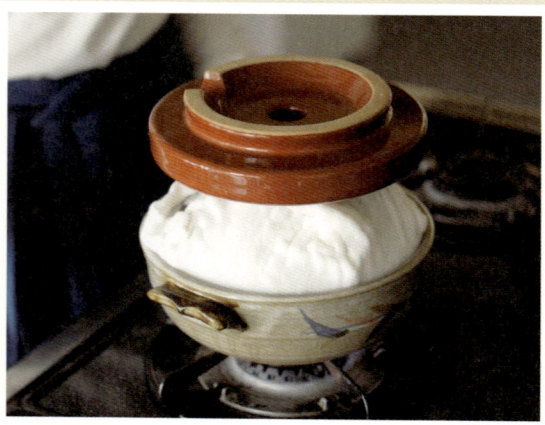

米を入れた土鍋に濡れ布巾で包んだ蓋をおき、その上に重しをのせて炊く。

## だし汁

**材料 | 1000cc 分**

水……1000cc
昆布（だし用）……10g
かつお節……10g

① 鍋に水と昆布を入れて火にかけ、鍋肌にぶつぶつと泡が立ってきたら取り出す。
② かつお節を入れ、沸騰直前に火を止める。
③ かつお節が底に沈むまでおき、ザルにキッチンペーパー（不織布タイプ）を敷いてこす。

> **Memo 市販のだし汁を使う場合**
> 市販品のだし汁を使う場合は、表示の割合で使用する。食塩が入っているので、調味料は味をみながら調節する。

## スープストック

**材料 | 5人分**

鶏手羽先……10本
レモンの輪切り……2枚
玉ネギ……1個
人参……1本
セロリ……25g
ブーケガルニ
　（パセリの軸1本、ローリエ1枚）
　※ローリエだけでもよい
昆布（10cm幅）……1枚
干ししいたけ……2枚
水……1200cc

① 昆布と干ししいたけはひたひたの水（分量外）に1時間浸しておく。② 玉ネギ、人参は皮をむき、大きく4つに切る。セロリも4つに切る。③ 鍋に熱湯（分量外）を沸かし、レモンと鶏手羽先を入れる。再び煮立ったら火を止めて鶏手羽先を取り出す。臭みを取るため冷水でよく洗い、出刃などで叩いて味を出しやすくする。
④ 深めの鍋に①、②、③とブーケガルニを加え、分量の水を注ぎ、中火にかける。
⑤ 煮立ったら弱火にして昆布を取り出し、あくを取りながら30分間煮る。干ししいたけ、野菜類を取り除き、さらに30分間コトコトと煮出す。
⑥ 火を止め、すぐにキッチンペーパー（不織布タイプ）を敷いたこし器でこす。

Cooking Tool

## すり鉢・すりこぎ

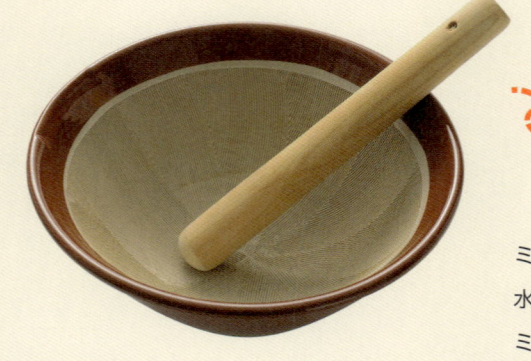

ミキサーにかけるには食材の量が少ない場合に使用。
水気がないもの、食物繊維が残りやすいもの、
ミキサーにかけると粘りがでるもの（昆布など）を
すりつぶすのに向く。
しっかりとすりつぶせば、食材をペースト状にできる。

ちらし寿司

ハマグリの潮汁

蟹入りカリフラワーの蒸し物

菜の花の白和え

ひいさんの甘酒（80ページ参照）

ミックスジュース（83ページ参照）

桜餅（87ページ参照）

りんごゼリー（95ページ参照）

あやのひな祭りムース（99ページ参照）

春のコース料理
## ひな祭り

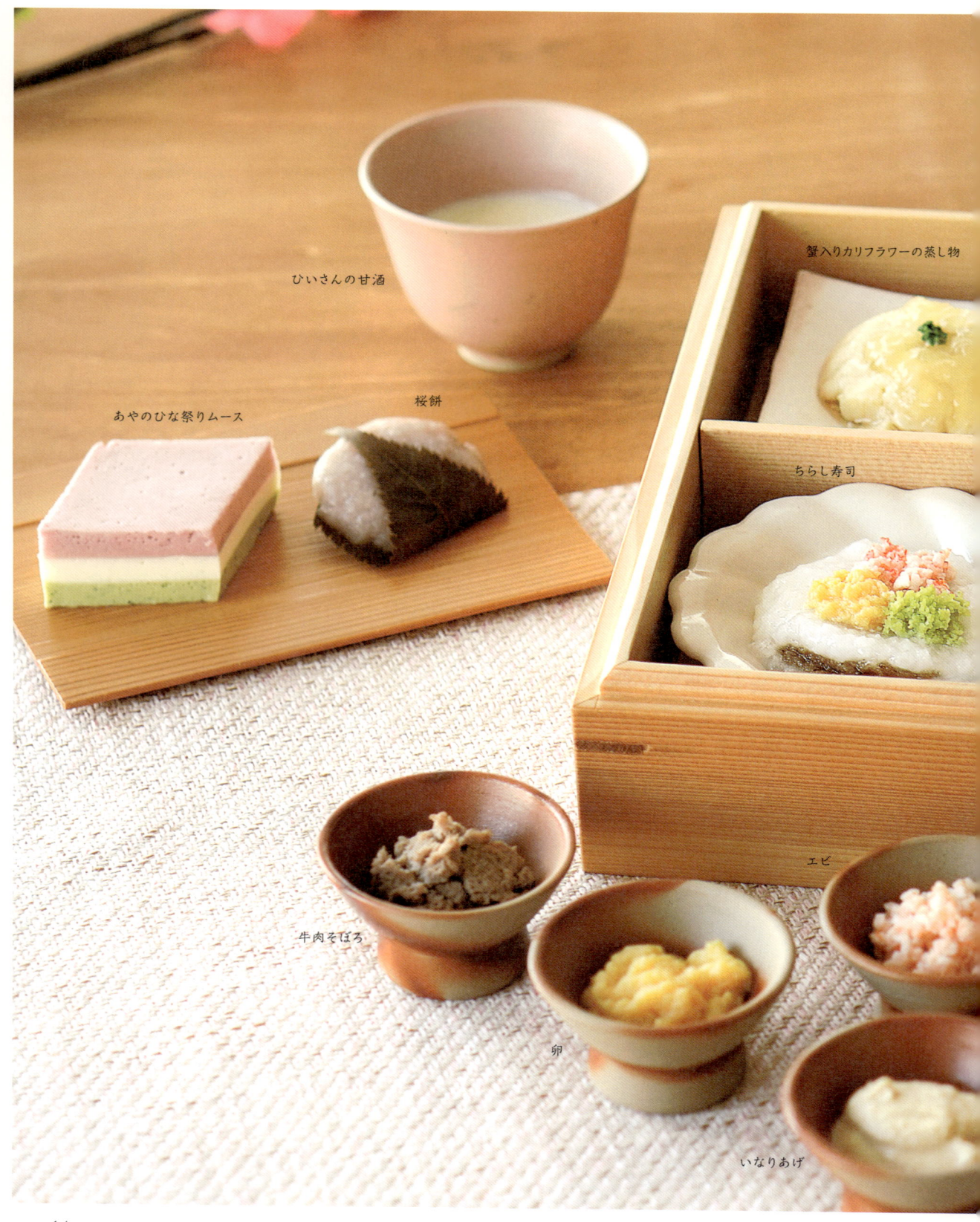

14 ひな祭り

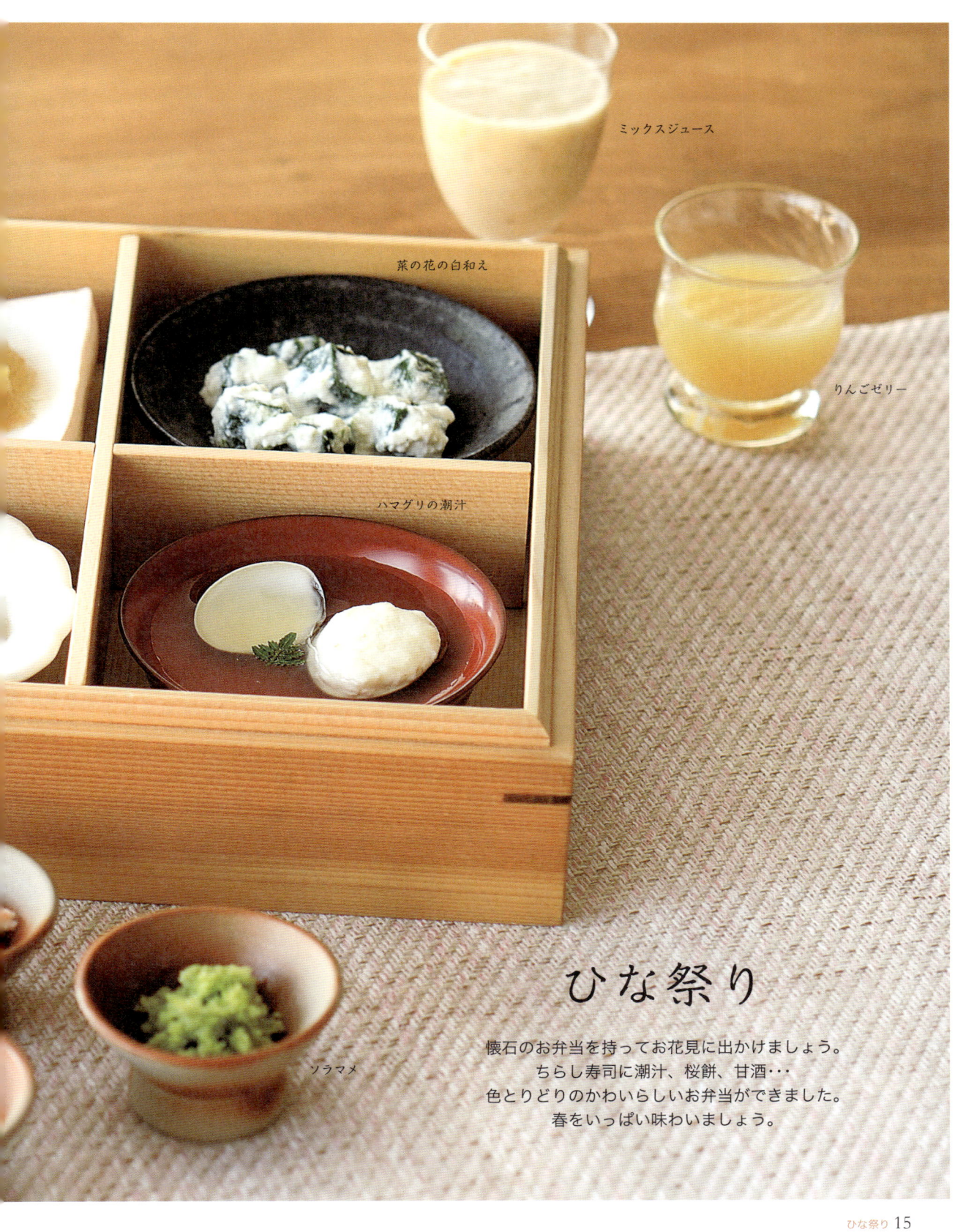

ミックスジュース

菜の花の白和え

りんごゼリー

ハマグリの潮汁

ソラマメ

# ひな祭り

懐石のお弁当を持ってお花見に出かけましょう。
ちらし寿司に潮汁、桜餅、甘酒…
色とりどりのかわいらしいお弁当ができました。
春をいっぱい味わいましょう。

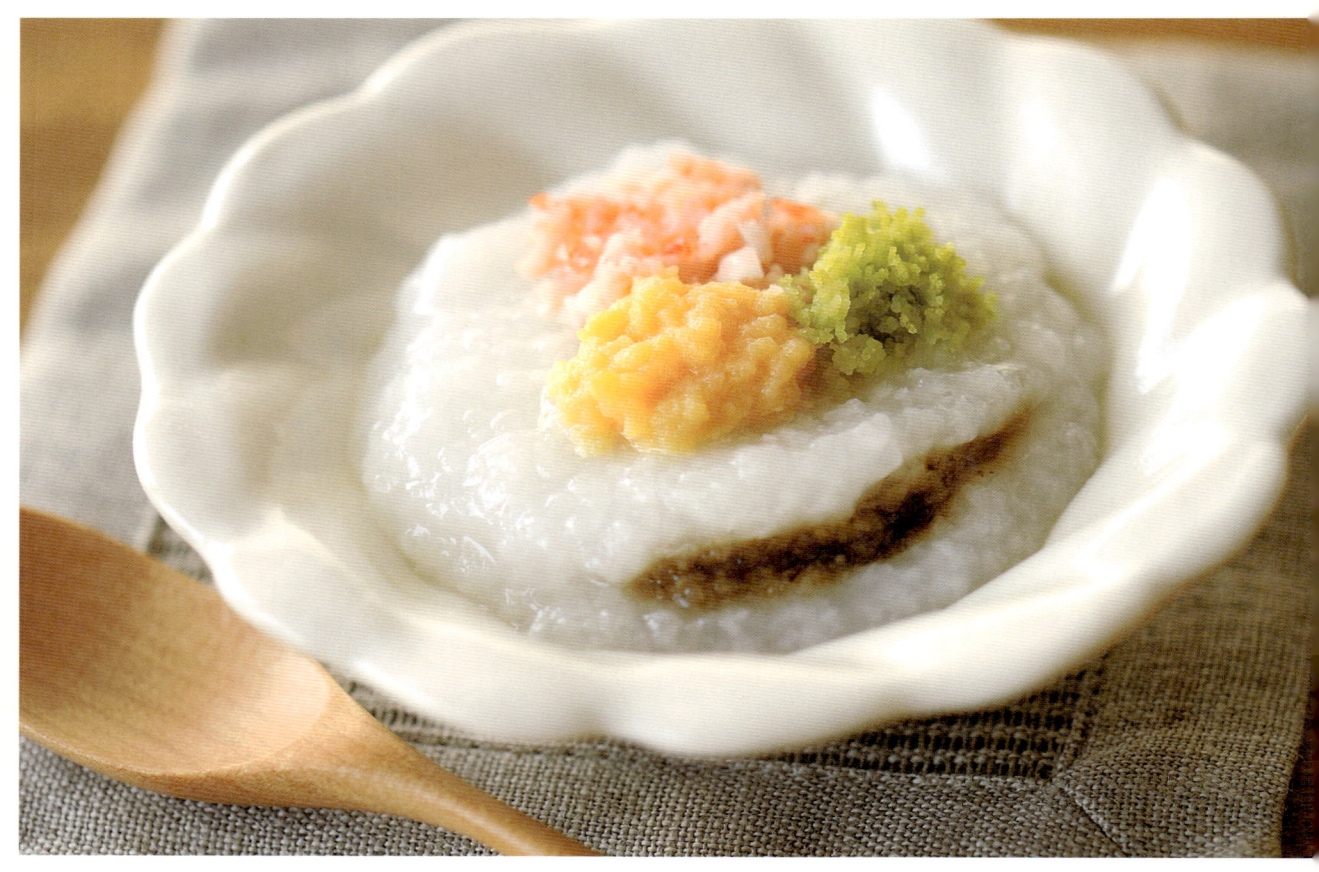

## 材料 | 4人分

### すし飯（L3）
- 米……80g
- 水……840cc
- 砂糖……60g
- 酢……30g
- 塩……1.2g

### すし飯ゼリー（L1）
- 重湯……560g
- 砂糖……40g
- 酢……24g
- ゼラチン……10.4g
- ゼラチン用水……40g

### 具材
- 干ししいたけ……10g
- 水……200cc
- しょうゆ……10g
- 砂糖……10g
- 高野豆腐……8g
- だし汁……200cc
- 砂糖……4g
- 薄口しょうゆ……2.5g

### 上盛り
- 大正エビ……40g
- 酒……適宜
- 水……適宜
- 卵……50g
- 砂糖……15g
- 水……30g
- ソラマメ……40g
- 塩……0.2g
- 酒……適宜

### 猪口盛り
- 油揚げ……40g
- だし汁……100cc
- 砂糖……8g
- しょうゆ……8g
- 牛肉……40g
- しょうゆ……6g
- 酒……7g
- 砂糖……3g
- 生姜のみじん切り……2g
- 桜フレーク（17ページMemo参照）……10g

## ちらし寿司 2・1・3

※ L3 はすし飯、L1 はすし飯ゼリーにする。

### A すし飯（L3）
❶10 ページを参照して粥を炊く。1 時間 45 分炊いたころに砂糖を加え、よく混ぜる。❷さらに 15 分間炊き、火を止めて蓋をしたまま蒸らす。❸粗熱が取れたら、酢と塩を加え、よく混ぜてできあがり。

※すし飯の米粒が口に残る場合は裏ごしする。

### A すし飯ゼリー（L1）
❶ゼラチンを水でふやかしておく。❷重湯に砂糖と水を加え、火にかける。❸ふつふつと沸いてきたら火を止め、❶を入れてよく溶かす。❹❸をサバラン型に入れ、冷蔵庫で 6 時間以上冷やし固める。❺固まったら型から抜いておく。

### B 具材
❶干ししいたけを 200cc の水でもどす。❷もどし汁ごと鍋にうつし、調味料を加えて汁がなくなるまで弱火で煮る。❸煮あがったしいたけを 4 つに切り、ミキサーでペースト状にする。❹さらにすり鉢に入れて、粒がなくなるまでよくする。❺高野豆腐をひたひたの水でもどす。❻もどした高野豆腐はよく洗い、水をよく切る。❼鍋にうつし、だし汁を入れ柔らかく煮たあと、調味料を入れ、水分が残らなくなるまで煮詰める。❽ミキサーでペースト状にする。❾さらにすり鉢に入れて、粒がなくなるまでよくする。

### C 上盛り
❶エビ：酒と水を合わせ、エビをさっと煮る（赤く色が変われば OK）。❷殻をむいて一口大に切り、ミキサーでペースト状にする。
❸卵：卵に砂糖と水を加え、鍋にうつして小さい泡立て器で混ぜながら、極弱火で炒り卵をつくる。❹数分たったら固まりができてくるので、さらに細かくかき混ぜる（ふわふわのスクランブルエッグ状態になれば OK）。L3 以下はミキサーでペースト状にする。
❺ソラマメ：ソラマメの外皮と中の薄皮をむき、塩水でゆでる。❻裏ごし器で裏ごしする。裏ごししたものを混ぜると固まってしまうので、裏ごし器の裏についているままの状態で使う。

※ペーストが固い場合は、酒を加えて調節する。

### D 猪口盛り
❶油揚げ：湯をたっぷり沸騰させ、油揚げを入れて油抜きをする。❷ザルに上げて水分を切り、鍋に平らに並べておく。❸だし汁を入れて 2～3 分間煮たら、砂糖を加えて 1～2 分間煮る。❹最後にしょうゆを加え、煮汁がなくなるまで煮る。❺ミキサーでペースト状にする。
❻牛肉そぼろ：鍋に牛肉と生姜、酒、調味料を入れてよく混ぜる。❼中火で炒りつけるように汁気がなくなるまで煮る。❽ミキサーでペースト状にする。❾上盛りのエビ、卵、ソラマメとともに、油揚げ、牛肉そぼろをそれぞれ 25g ずつ猪口に盛る。

### 仕上げ
B のしいたけと高野豆腐を混ぜ、A のすし飯の間にはさむ。すし飯の上に C のエビ、卵、ソラマメを飾り、桜フレークを散らす。D の猪口盛りの具を少しずつ寿司に混ぜながらいただく。すし飯ゼリーの場合は、B のしいたけと高野豆腐をゼリーの上に盛る。

---

**Memo｜桜フレーク**

桜の塩漬けを水にさらし塩を落とす（5～10 回繰り返す）。容器の底に塩が見えなくなったら、そのまま漬けて塩抜きする。少し塩気が残るくらいに、10～15 分間漬ける。
桜の水分をキッチンペーパーでよくふき取る。
耐熱皿に桜が重ならないように並べ、レンジで 1～2 分間加熱する。ひっくり返して同様にレンジにかける。カラッと乾いたら、ミキサーにかけて粉砕する。乾燥した容器で保存。

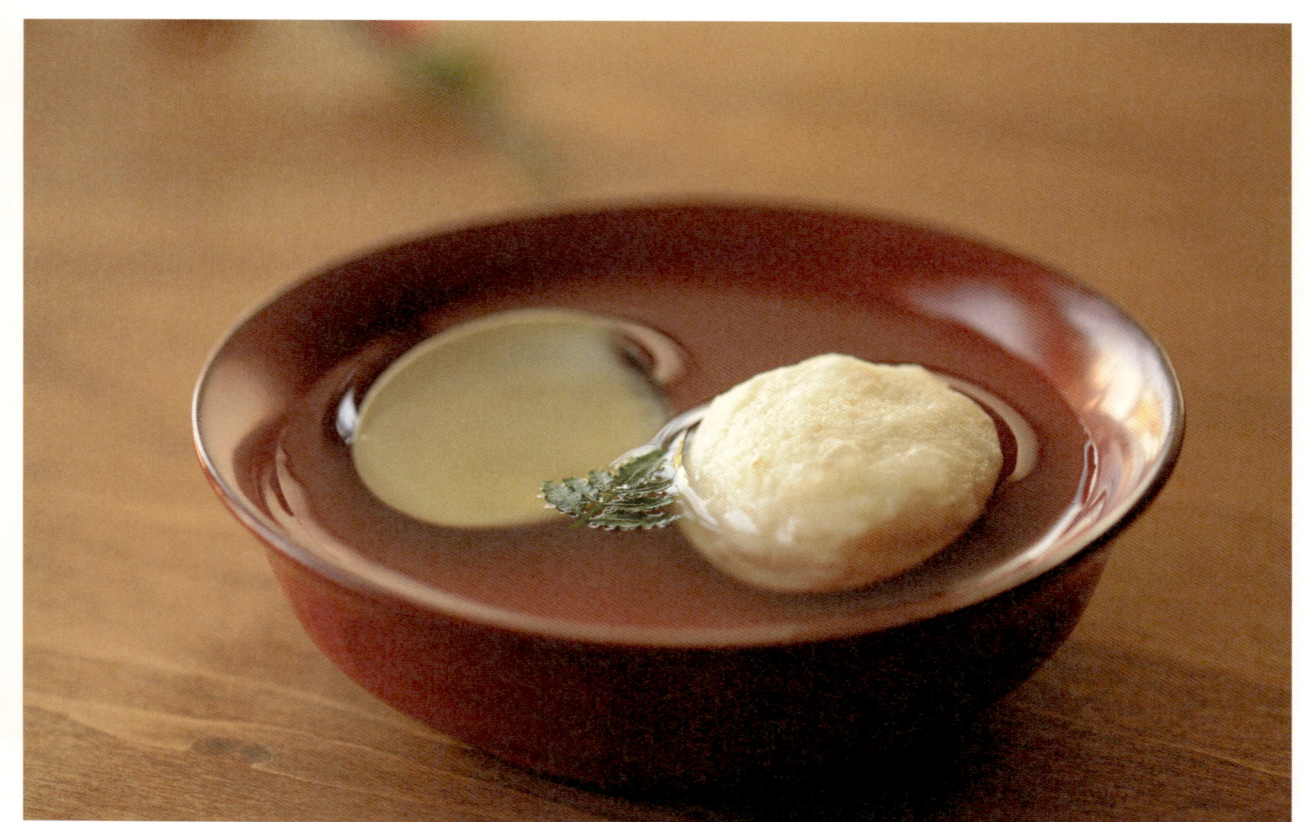

## ハマグリの潮汁

### 材料 | 4人分

- ハマグリの身 (中4個分)……26g
- はんぺん……50g
- 卵白……25g

**清まし汁**
- ハマグリのゆで汁……300cc
- a
  - 塩……0.8g
  - 薄口しょうゆ……1.2g
  - 酒……1g
- 片栗粉……2g
- 片栗粉用水……10g
- 木の芽……4枚

❶ハマグリは400ccの水(分量外)でゆで、蓋が開いたら取り出し、身を取る。❷❶のハマグリの身、はんぺん、卵白をミキサーにかける。❸❶のハマグリの殻に❷を入れて形を整える。生地が流れやすいので、殻を小鉢などにもたれかけるようにおいて生地を入れる。❹蒸し器で10分間蒸す。
❺清まし汁を作る。ハマグリのゆで汁を火にかける。❻沸騰したらaを加え、水溶き片栗粉でとろみをつける。
❼椀に蒸したハマグリを殻ごと入れ、❻の汁を注ぎ、木の芽を飾る。

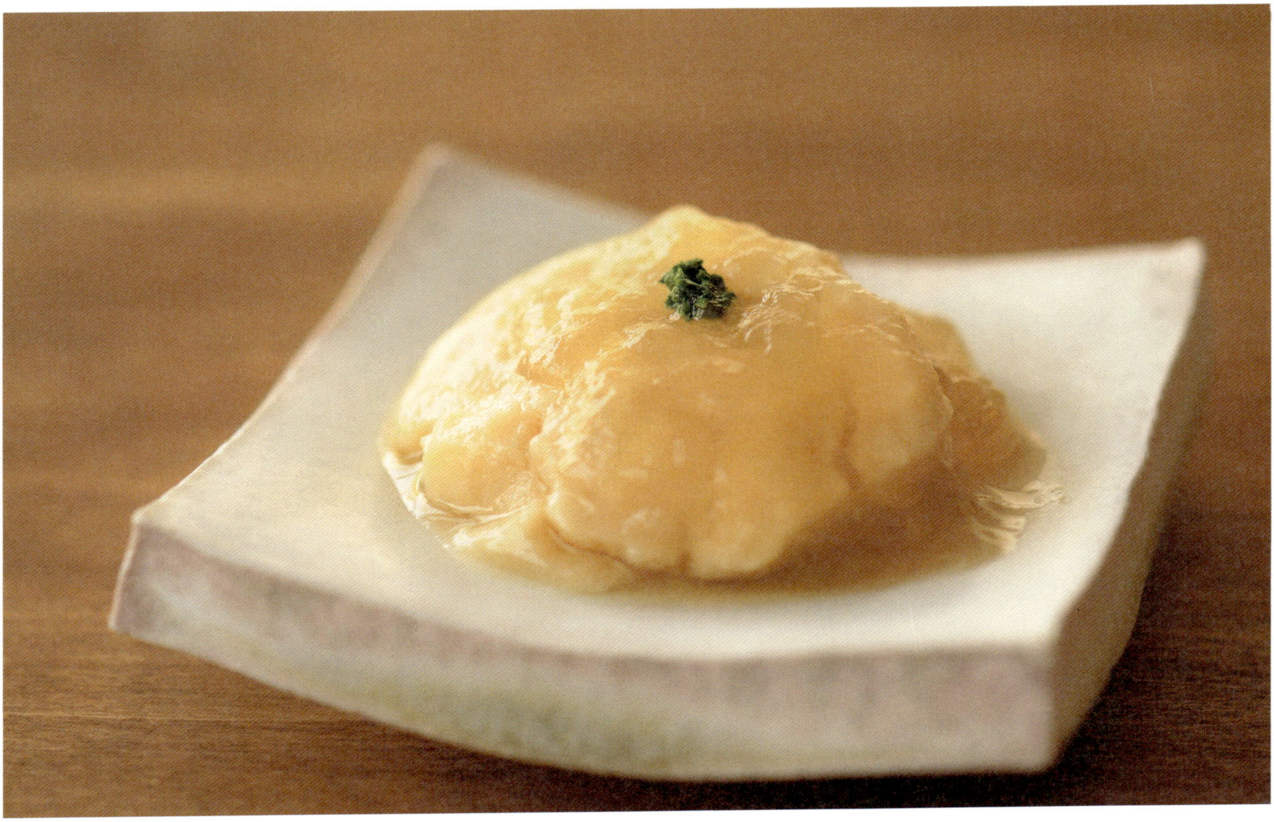

## 蟹入りカリフラワーの蒸し物

### 材料 | 4人分

カリフラワー……130g
カニ缶（ずわいガニ）……110g
卵……60g

**ポン酢あん**
だし汁……10g
ポン酢……3g
片栗粉……1g
片栗粉用水……5g
ハーブ（セリなど）……4g

❶カリフラワーを小房に分けて鍋に入れ、ひたひたの水で火にかける。❷柔らかくなったら、ザルに上げて5分間水にさらす。❸ザルに上げて水分を切る。
❹❸のカリフラワーとカニ缶、卵をミキサーにかける。❺容器に入れて15分間蒸す。
❻ポン酢あんを作る。沸騰させただし汁にポン酢を加え、水溶き片栗粉でとろみをつける。
❼❺を器に盛り、ポン酢あんをかける。すり鉢でよくすったハーブを飾る。

ひな祭り 19

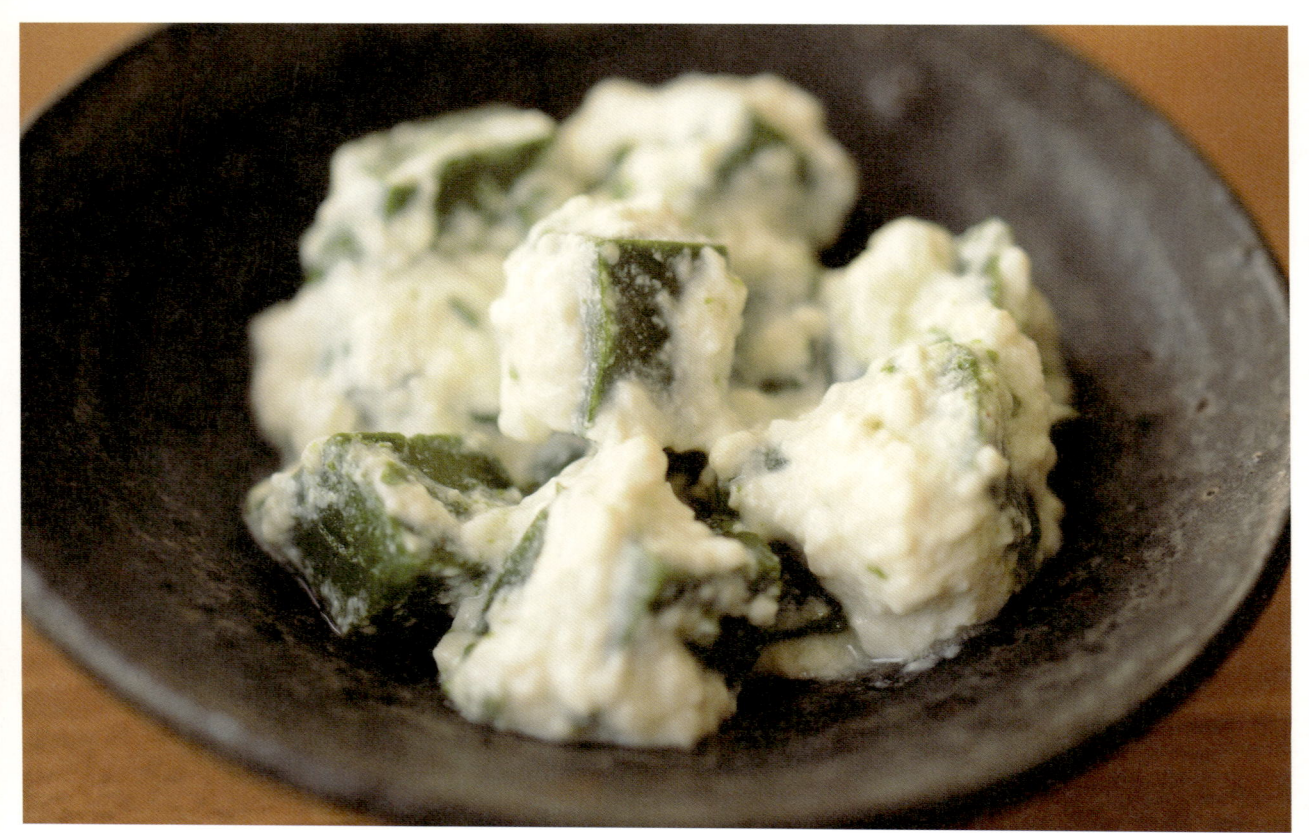

## 菜の花の白和え

### 材料 | 4人分

菜の花……120g
寒天……2.4g

**白和え**
絹豆腐……100g
白ごま……4.5g
砂糖……3g
白味噌……6g

❶菜の花を塩ゆでにする。❷柔らかくなったらザルに上げて水分を切り、軽くしぼってミキサーにかける。
❸鍋に❷と寒天を入れてよく混ぜ、火にかけて寒天をよく煮溶かす。❹バットに流し入れ、冷蔵庫で2時間冷やし固める。固まったら1cm角のさいの目に切る。
❺白ごまは粒がなくなるまでミキサーにかけるか、すり鉢でよくすっておく。
❻ボールに絹豆腐、白ごま、砂糖、白味噌を入れ、木べらで豆腐をつぶすようにしっかり混ぜる。L3以下はミキサーで豆腐の形がなくなるまで混ぜる。
❼❹の菜の花と❻をさっくり和える。

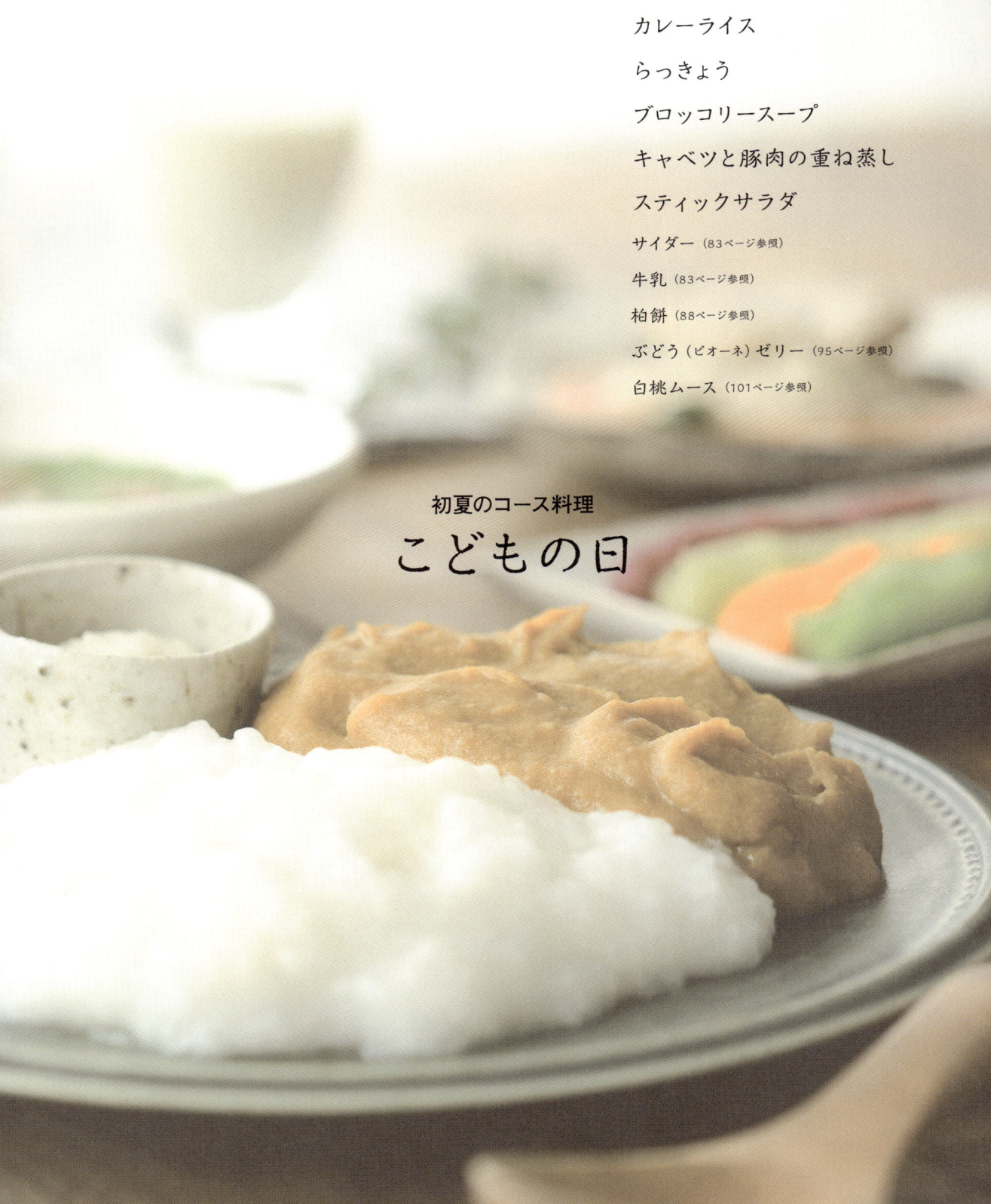

カレーライス
らっきょう
ブロッコリースープ
キャベツと豚肉の重ね蒸し
スティックサラダ
サイダー（83ページ参照）
牛乳（83ページ参照）
柏餅（88ページ参照）
ぶどう（ピオーネ）ゼリー（95ページ参照）
白桃ムース（101ページ参照）

初夏のコース料理
## こどもの日

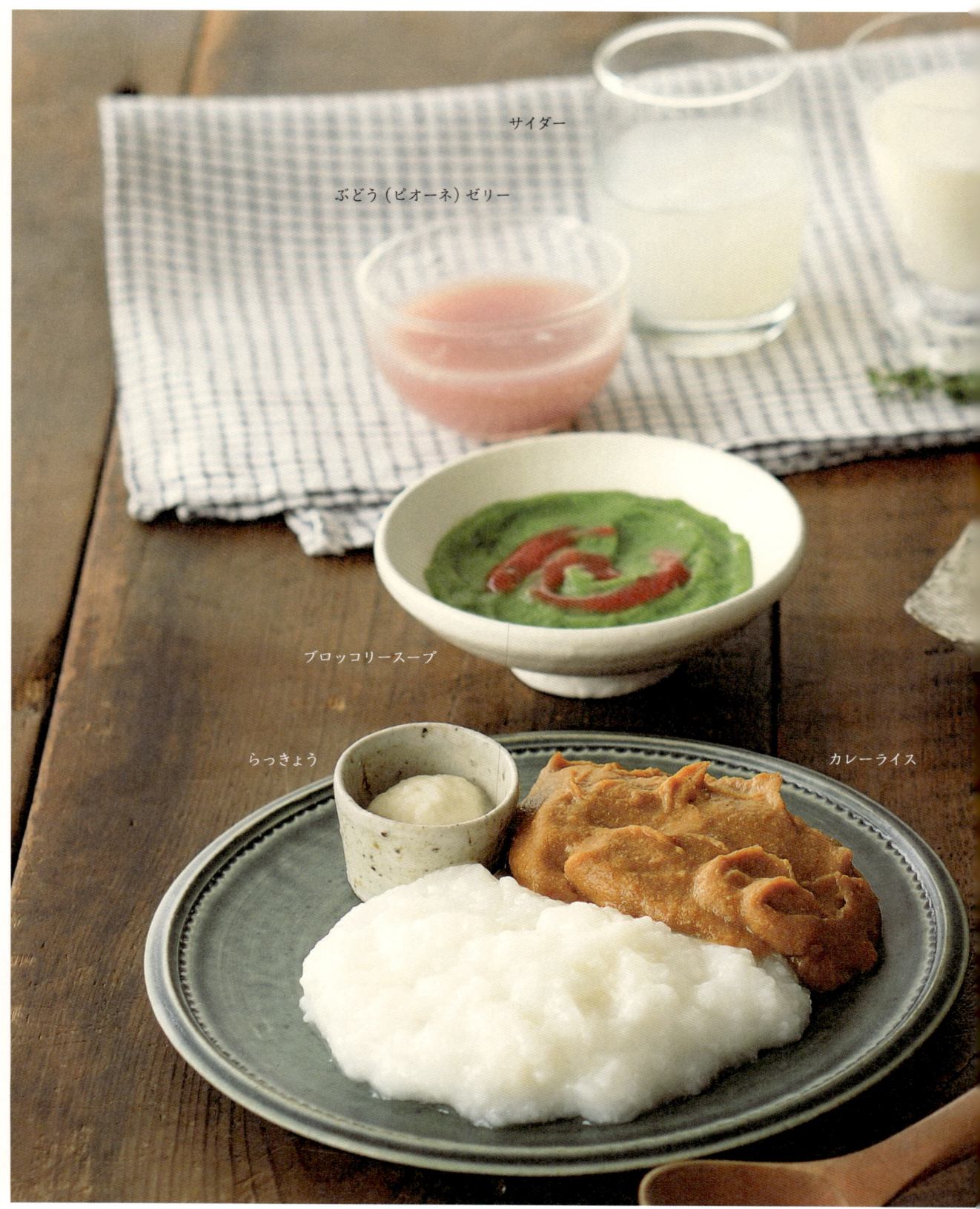

サイダー

ぶどう（ピオーネ）ゼリー

ブロッコリースープ

らっきょう

カレーライス

22 こどもの日

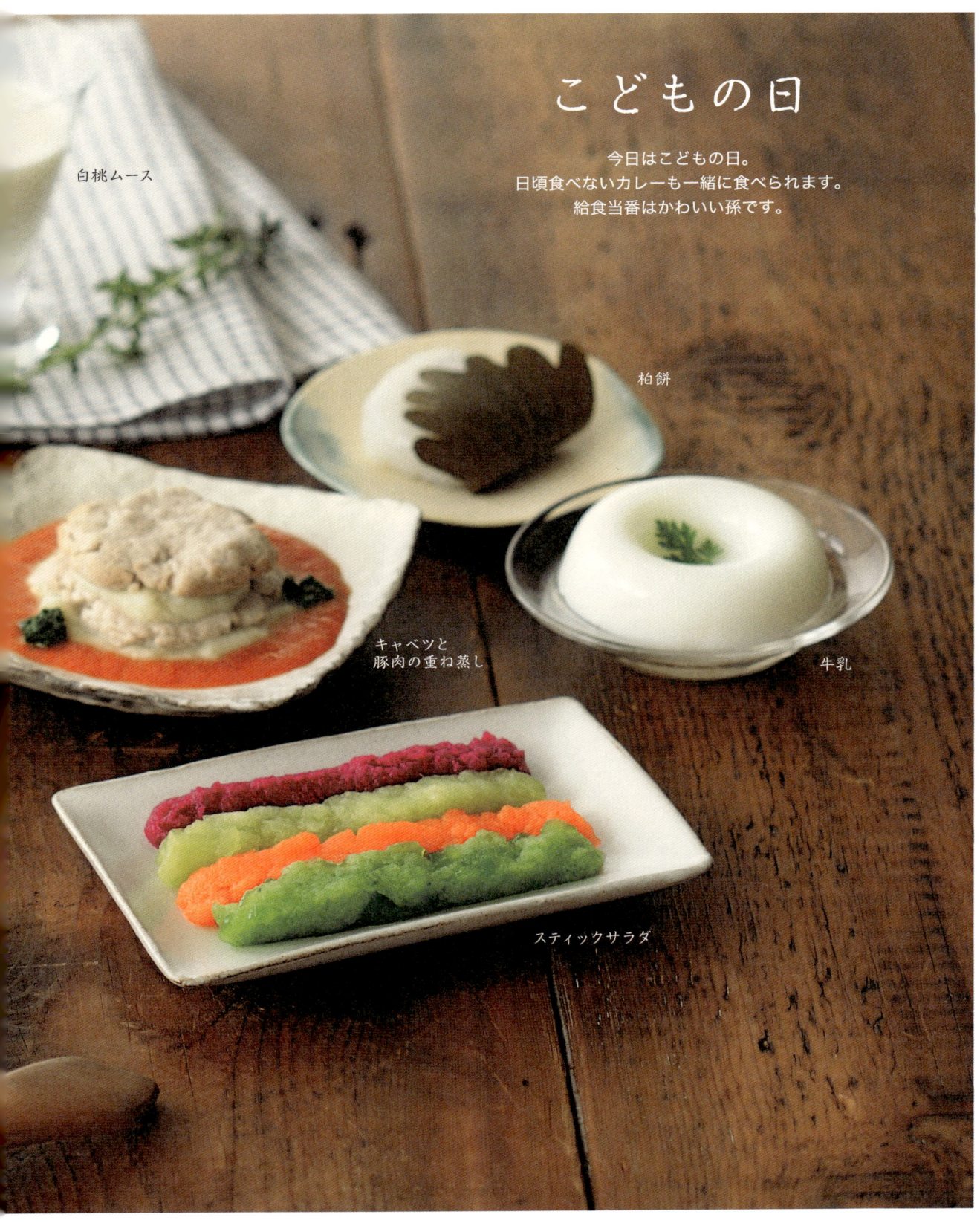

# こどもの日

今日はこどもの日。
日頃食べないカレーも一緒に食べられます。
給食当番はかわいい孫です。

白桃ムース

柏餅

キャベツと
豚肉の重ね蒸し

牛乳

スティックサラダ

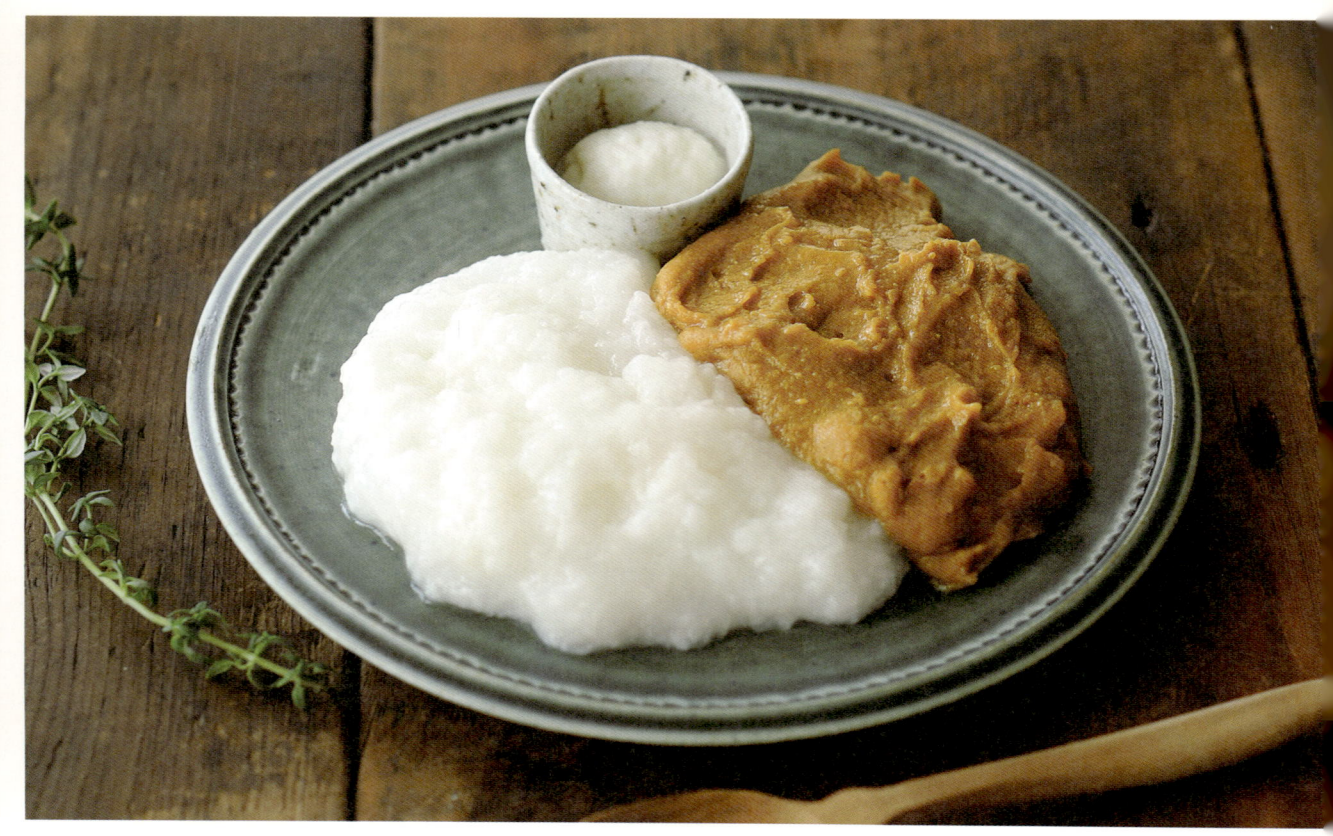

# カレーライス 3/3 とらっきょう 3/3

## 材料 | 4人分

### カレー
五分粥（裏ごし、10ページ参照）……400g
じゃがいも……120g
牛肉（カレー用）……150g
玉ネギ……240g
人参……60g
サラダ油……15g
水……900cc
カレールー（市販品、甘口）……72g

### らっきょう
らっきょう……40g
らっきょうの漬汁……5g
マヨネーズ……10g

## カレー

❶野菜の皮をむく。❷玉ネギは繊維を切るように薄くスライスし、じゃがいも、人参はイチョウ切りにする（煮た後にミキサーにかけるので、玉ネギ以外は少々大きくてもよい）。
❸フライパンにサラダ油をひき、玉ネギをあめ色になるまで炒める。❹じゃがいも、人参、牛肉を加えて炒め、鍋に入れる。
❺鍋に水を入れ、あくを取りながら煮込む。❻あくが出なくなり、じゃがいもに火が通ったらミキサーにかけてペースト状にする。
❼❻を鍋にうつし、カレールーを入れて溶かす。❽弱火にかけ、焦げないように混ぜながら10分程度煮込めばできあがり。ルーが固くなった場合は、タルタル状（マヨネーズとケチャップの間）になるように水を加えて調節する。
❾裏ごしした五分粥を皿に盛り、カレーをかける。

## らっきょう

❶らっきょうはみじん切りにし、らっきょうの漬汁と合わせてミキサーでペースト状にする。❷マヨネーズと混ぜて、器に盛る。

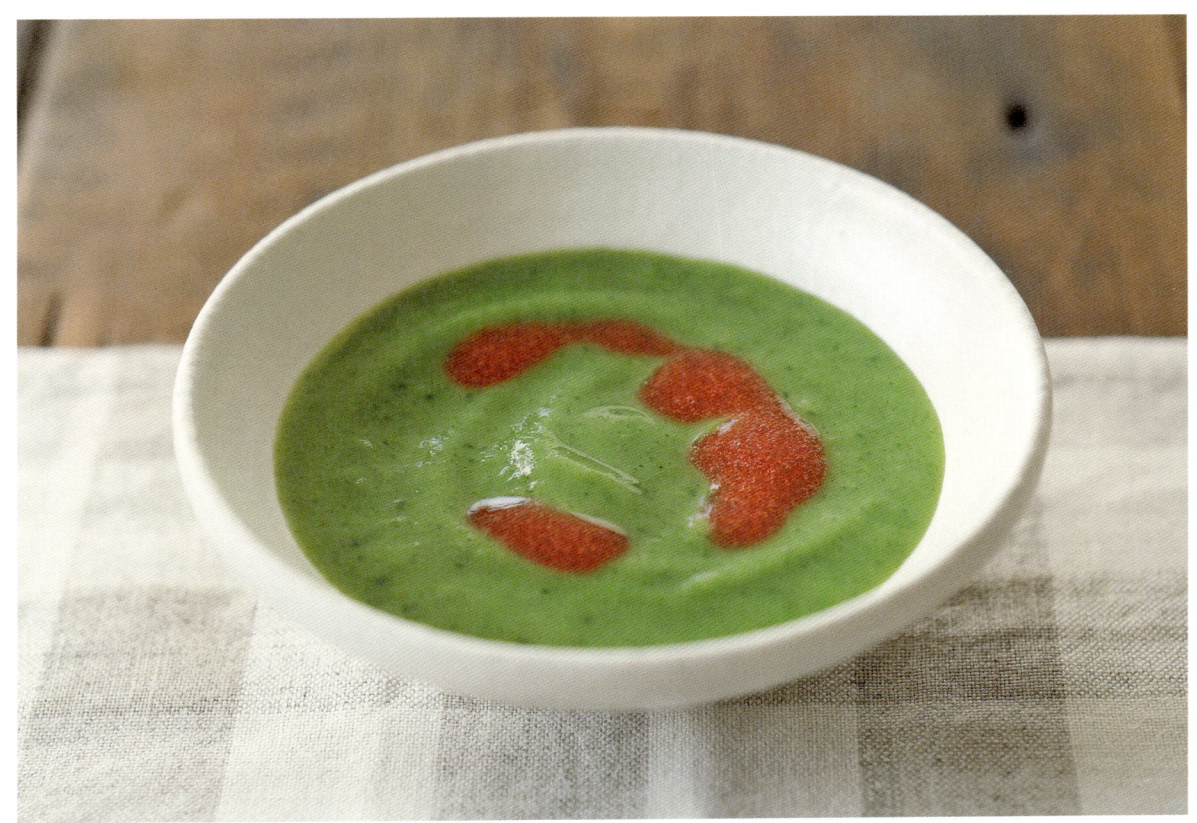

## ブロッコリースープ

### 材料 | 4人分

- ブロッコリー……100g
- 甘酒(缶)……100g
- ゼラチン……3.2g
- ゼラチン用水……5g
- イチゴ……50g

❶イチゴはヘタを取り、ミキサーにかけてペースト状にし、裏ごしして種を除いておく。
❷ゼラチンは水でふやかし、レンジで30秒間加熱し溶かしておく。
❸ブロッコリーはゆでて水にさらし、ザルに上げて水分を切る。❹❸をミキサーにかけてペースト状にする。❺❹に甘酒を入れてよく混ぜる。❻❺に❷のゼラチンを入れて素早くかき混ぜる。
❼器に盛り、上から❶のイチゴのペーストをかけ、冷蔵庫で3時間冷やし固める。

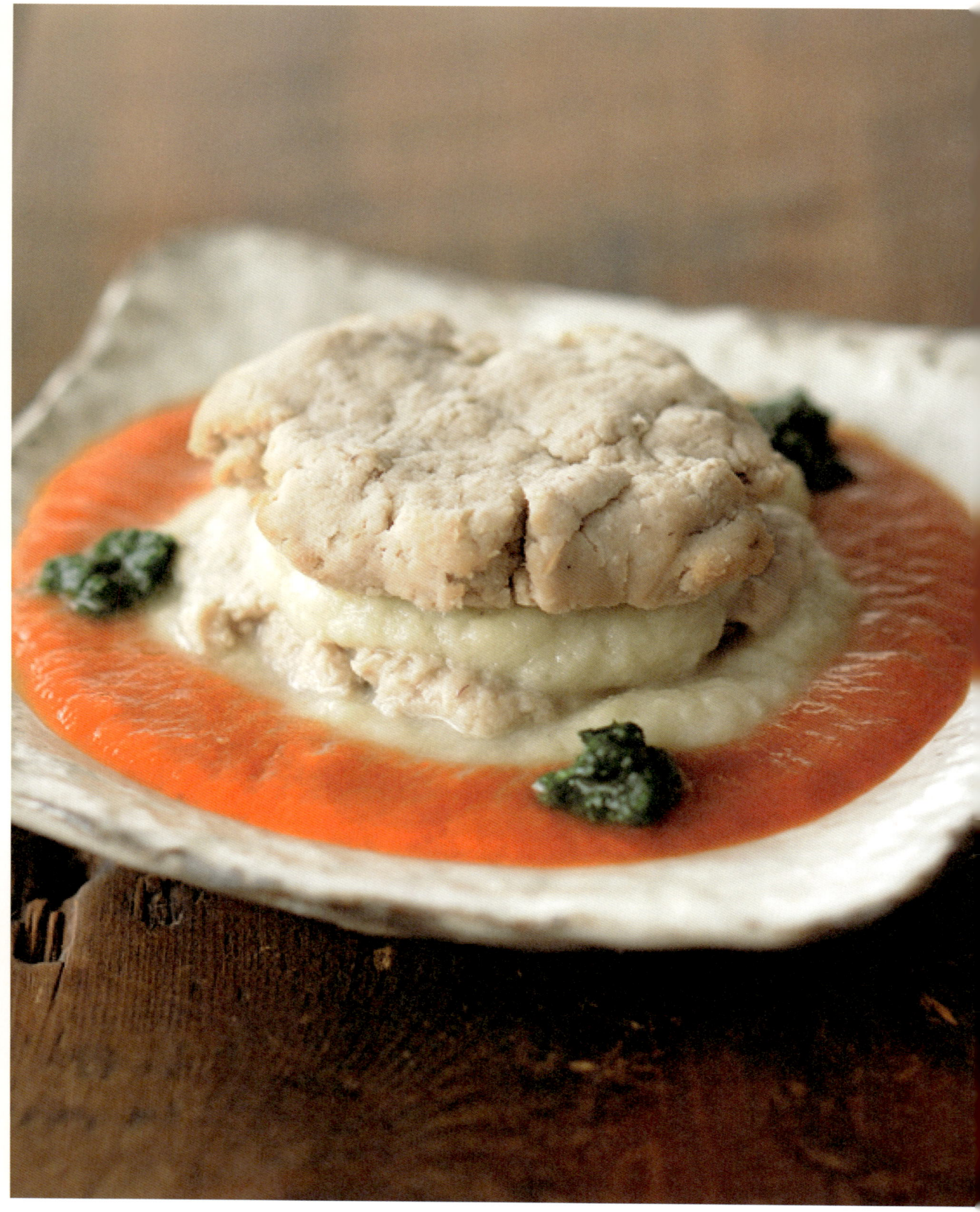

# キャベツと豚肉の重ね蒸し

## 材料 | 4人分

キャベツ……100g
豚肉（肩ロース薄切り）……100g
ニンニク……1g
a ┌ オリーブオイル……10g
　├ 塩……0.8g
　└ 白ワイン……30g

### トマトソース

トマト……150g
玉ネギ……40g
ニンニク……10g
オリーブオイル……15g
トマトピューレ……150g
塩……0.2g
こしょう……0.1g

### パセリソース

パセリ（葉のみ）……10g
オリーブオイル……15g
塩……0.2g
こしょう……0.1g

❶キャベツは3cmの角切りにし、水にさらす。❷ニンニクはみじん切りにする。❸豚肉は一口大に切って広げておく。
❹鍋にキャベツ、豚肉を交互に重ねる。❺上にニンニクを散らし、aを回しかけて蓋をし、弱火で10分間煮る。
❻豚肉の色が変わったら火を止めて、そのまま5分間蒸らす。
❼キャベツ、豚肉を取り出す。このとき、水分（スープ）はよく切っておく。スープは取っておき、豚肉をミキサーにかけるときに使う。
❽キャベツ、豚肉を別々にミキサーにかけ、ペースト状にする。豚肉は脂の付き方で固さが異なる（赤身が多いと固い）ので、ミキサーにかけづらい場合は、❼のスープを大さじ1くらい加える。
❾ペースト状にした豚肉の粗熱が取れたら、8等分にして厚さ5mmの丸型に成形する。❿❽のキャベツのペーストを皿に敷き、上に❾の豚肉を置く。キャベツ、豚肉、キャベツ、豚肉の順になるよう盛りつける。

### トマトソース・パセリソース

❶トマトソース：トマトは湯むきして種を取り除き、一口大に切る。玉ネギ、ニンニクはみじん切りにする。❷鍋にオリーブオイルを入れ、玉ネギ、ニンニクを入れて炒め、色が変わったら❶のトマトを加えてさらに炒める。❸❷にトマトピューレを加えてよく混ぜる。ふつふつと沸いてきたら火を止める。ミキサーでペースト状にし、塩、こしょうで味を調える。
❹パセリソース：パセリに熱湯をかけて、しんなりさせる。❺パセリとオリーブオイルをすり鉢で粒がなくなるまでよくする。塩、こしょうで味を調える。

### 仕上げ

皿に盛りつけた豚肉とキャベツの周りにトマトソースをかけ、パセリソースを飾る。

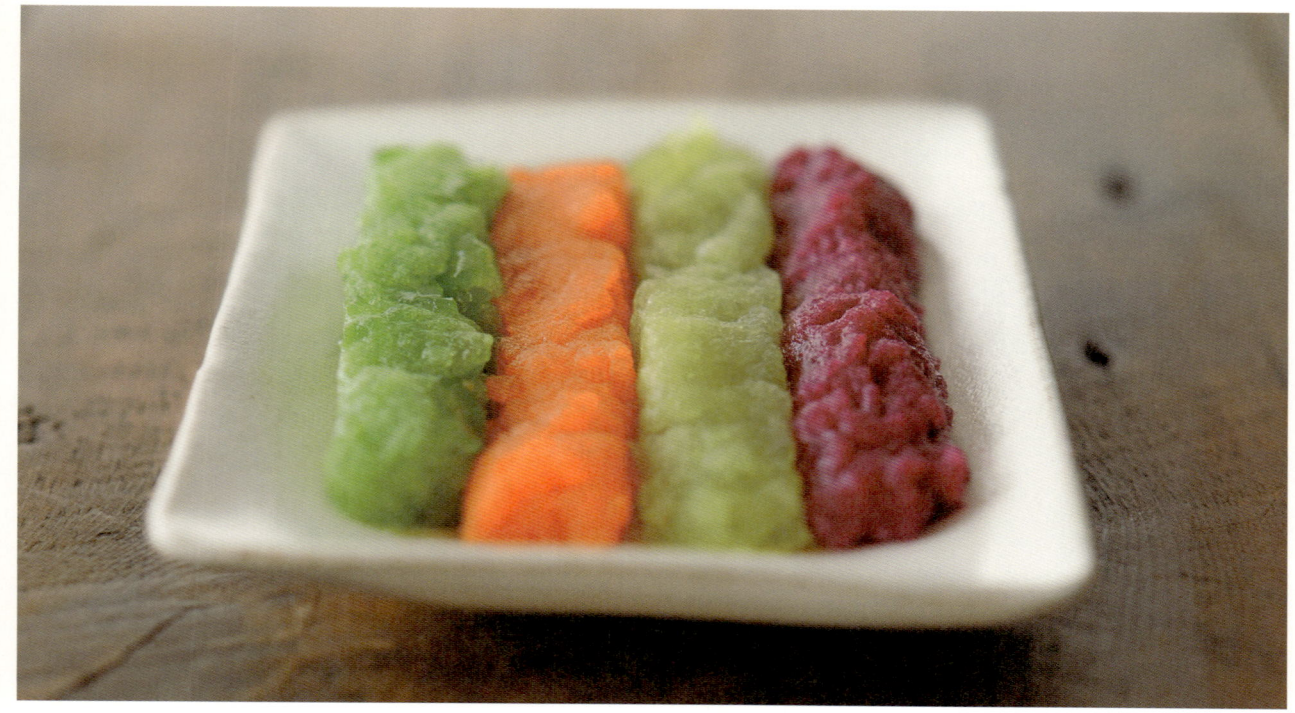

## スティックサラダ

※野菜とリンゴは、あらかじめミキサーにかけやすい大きさに切っておく。

### きゅうりサラダ
❶きゅうりとリンゴはレモン汁を加え、ミキサーにかける。❷ゼラチンを水でふやかし、レンジで30秒間加熱して溶かす。❸❶に❷を加えてよく混ぜ、しぼり袋に入れ2時間冷蔵庫で冷やす。

### 人参サラダ
❶人参とリンゴはレモン汁を加え、ミキサーにかける。❷ゼラチンを水でふやかし、レンジで30秒間加熱して溶かす。❸❶に❷を加えてよく混ぜ、しぼり袋に入れ2時間冷蔵庫で冷やす。

### セロリサラダ
❶セロリとリンゴはレモン汁を加え、ミキサーにかける。❷ゼラチンを水でふやかし、レンジで30秒間加熱して溶かす。❸❶に❷を加えてよく混ぜ、しぼり袋に入れ2時間冷蔵庫で冷やす。

### 紫キャベツサラダ
❶紫キャベツとリンゴはレモン汁を加え、ミキサーにかける。❷ゼラチンを水でふやかし、レンジで30秒間加熱して溶かす。❸❶に❷を加えてよく混ぜ、しぼり袋に入れ2時間冷蔵庫で冷やす。

### 仕上げ
きゅうりサラダ、人参サラダ、セロリサラダ、紫キャベツサラダの順に皿にしぼり出して盛りつける。

### 材料 | 4人分

**きゅうりサラダ**
- きゅうり……40g
- リンゴ……40g
- レモン汁……0.4g
- ゼラチン(3%)……2.4g
- ゼラチン用水……12g

**人参サラダ**
- 人参……40g
- リンゴ……40g
- レモン汁……0.4g
- ゼラチン(2%)……1.6g
- ゼラチン用水……10g

**セロリサラダ**
- セロリ……40g
- リンゴ……40g
- レモン汁……0.4g
- ゼラチン(2%)……1.6g
- ゼラチン用水……10g

**紫キャベツサラダ**
- 紫キャベツ……40g
- リンゴ……40g
- レモン汁……0.4g
- ゼラチン(3%)……2.4g
- ゼラチン用水……12g

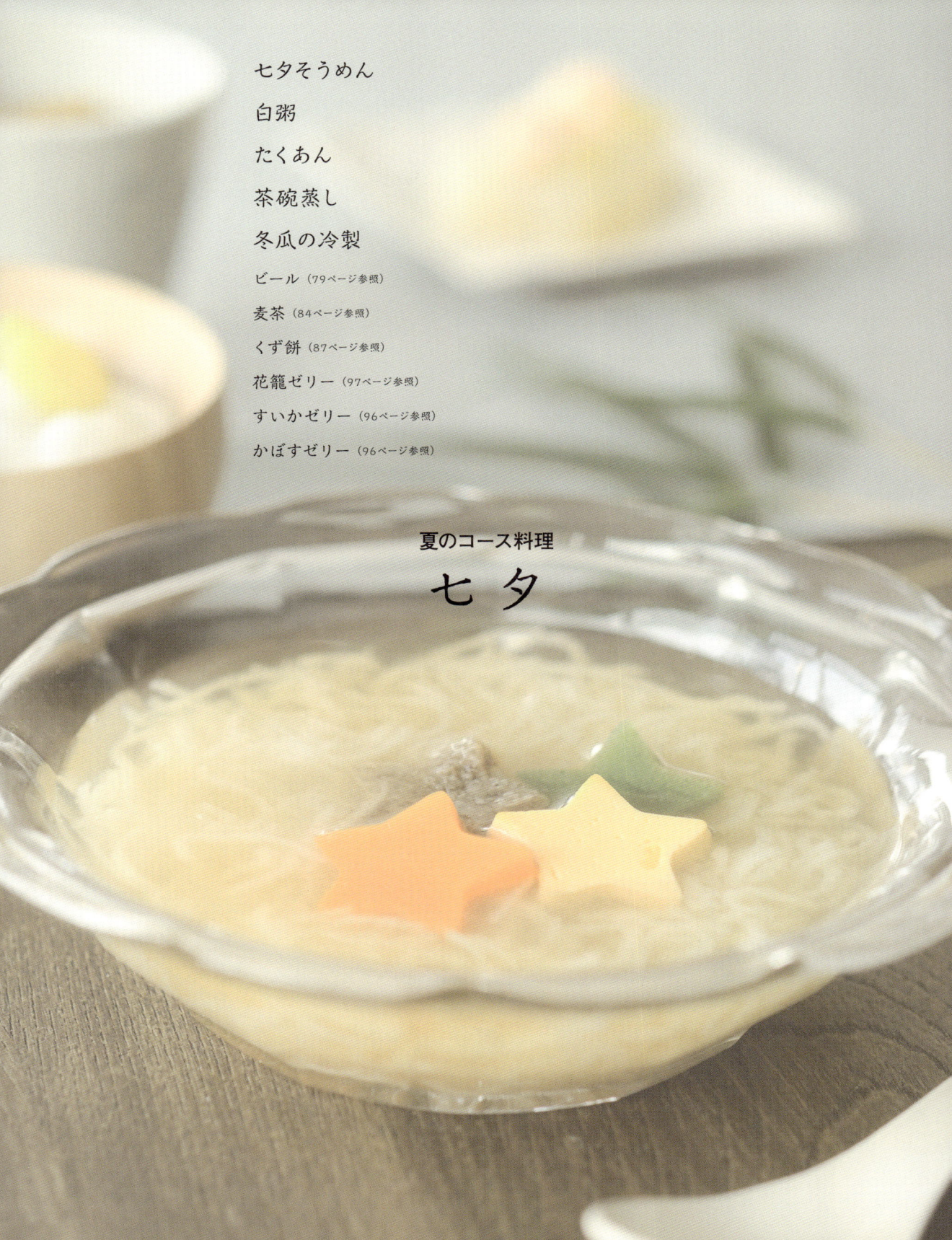

七夕そうめん
白粥
たくあん
茶碗蒸し
冬瓜の冷製
ビール （79ページ参照）
麦茶 （84ページ参照）
くず餅 （87ページ参照）
花籠ゼリー （97ページ参照）
すいかゼリー （96ページ参照）
かぼすゼリー （96ページ参照）

夏のコース料理

## 七夕

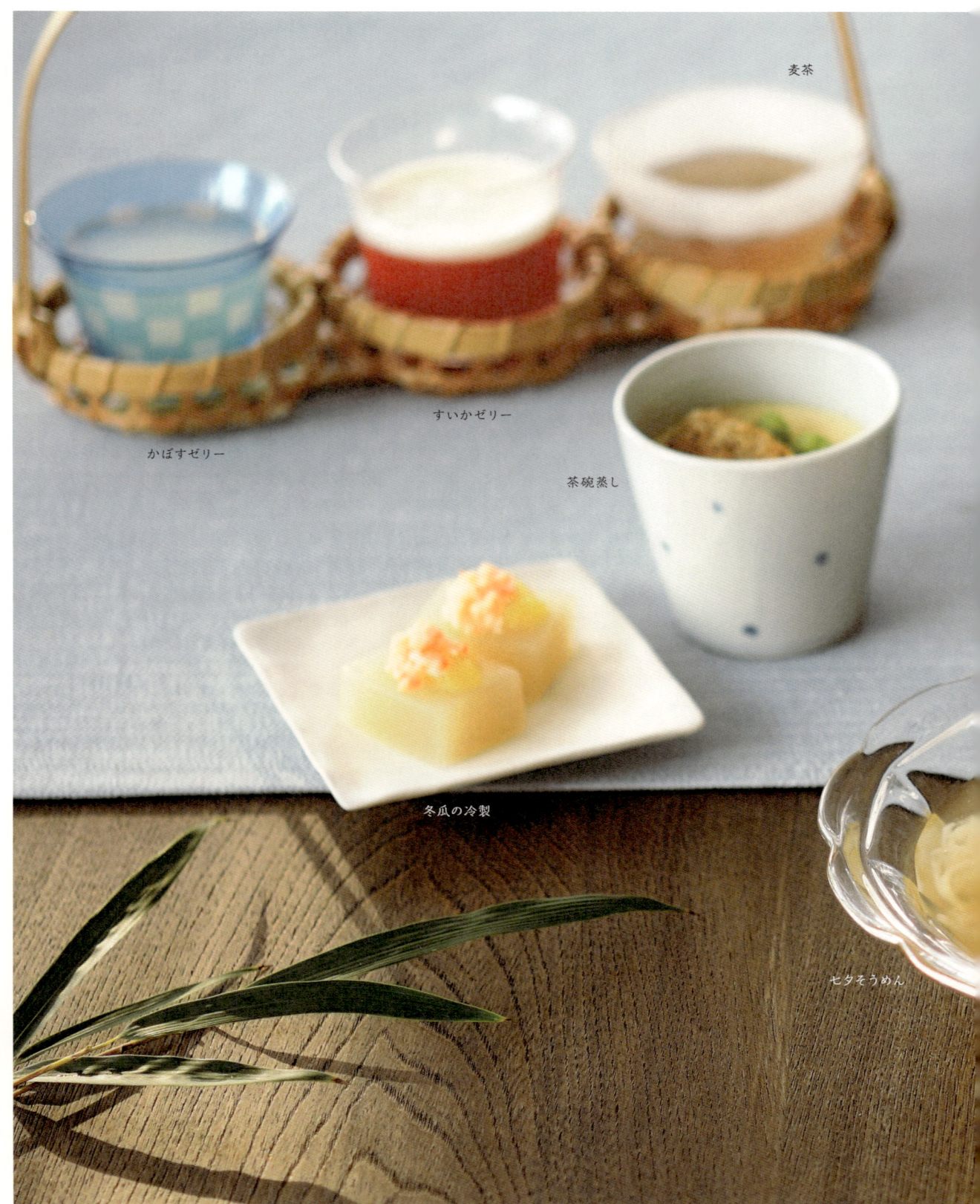

麦茶
すいかゼリー
かぼすゼリー
茶碗蒸し
冬瓜の冷製
七夕そうめん

30 七夕

# 七夕

暑い夏には涼しい食事が一番。
そうめん、冬瓜の冷製、すいかゼリーを並べて
見た目もひんやり。
ビールも添えて、夕涼み。

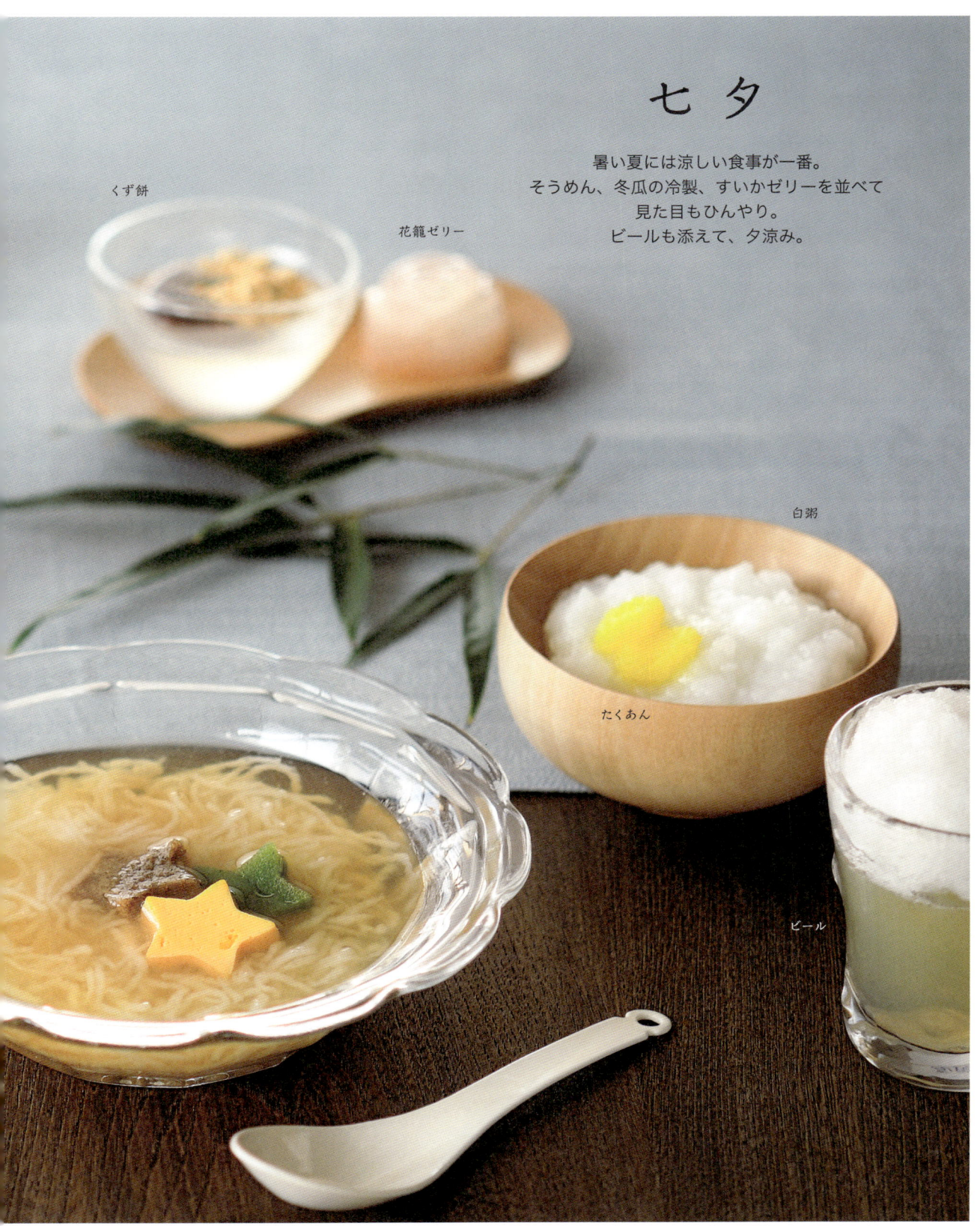

くず餅

花籠ゼリー

白粥

たくあん

ビール

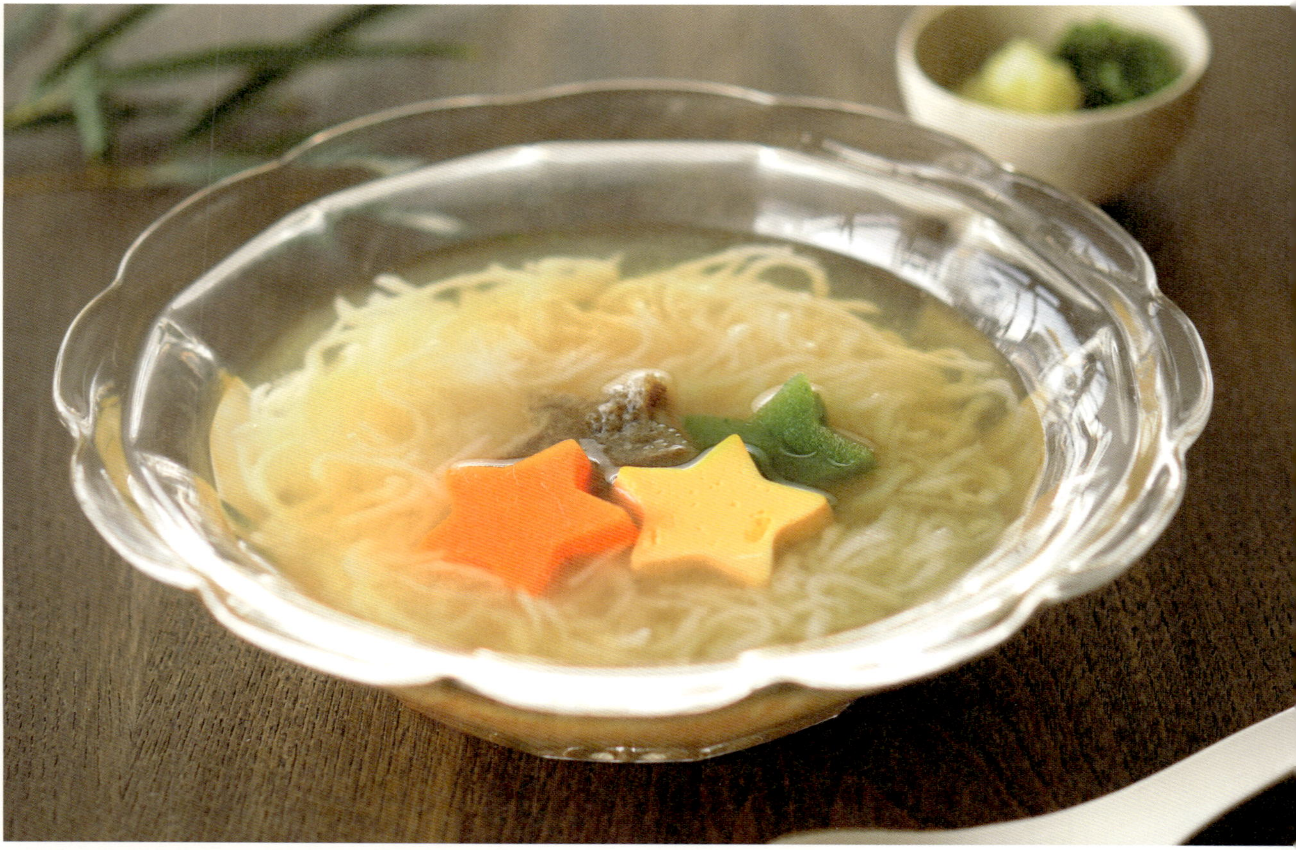

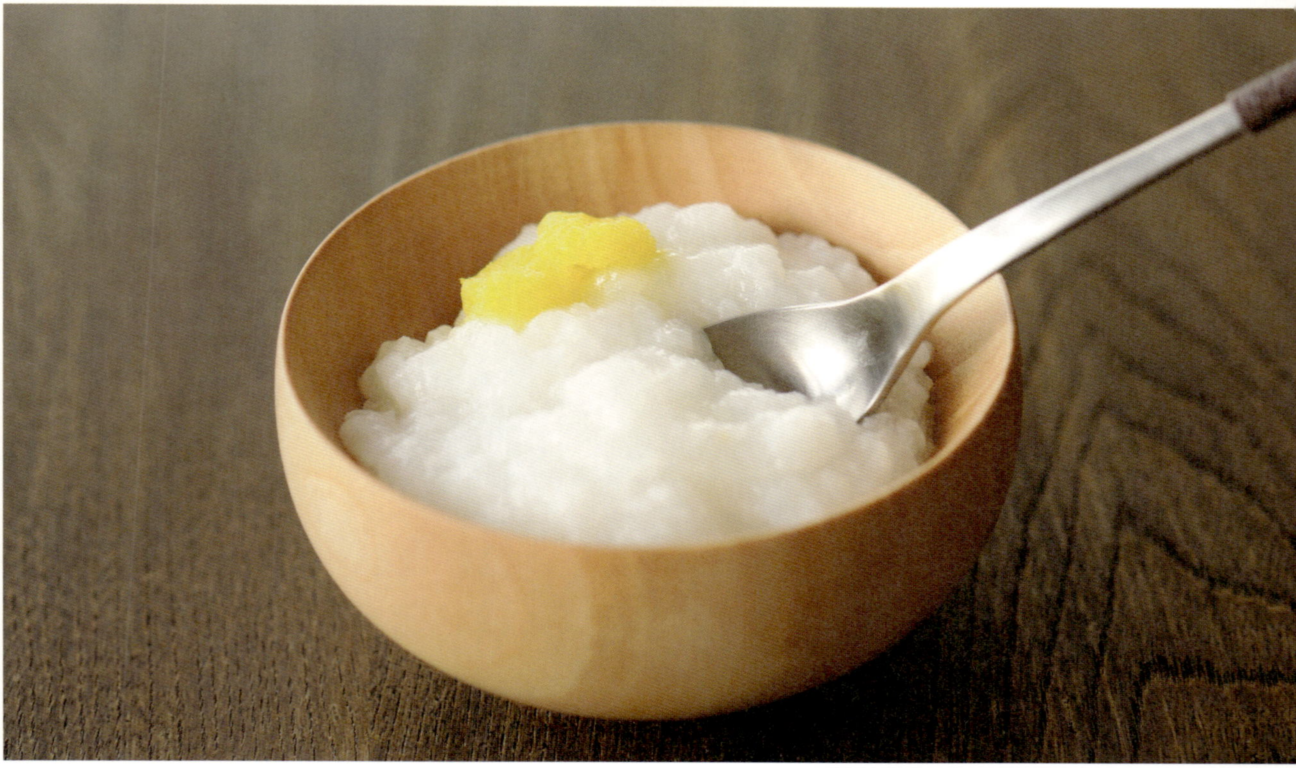

32 七夕

## 七夕そうめん

### そうめん
36ページを参照し、そうめんを作る。

### 具材
❶干ししいたけを200ccの水（分量外）でもどす。❷もどし汁ごと鍋に移し、砂糖、しょうゆを入れて汁がなくなるまで弱火で煮る。❸煮あがったしいたけを4つに切り、ミキサーでペースト状にする。❹さらにすり鉢に入れて、粒がなくなるまでよくする。❺鍋にだし汁と寒天を入れて火にかけ、よく煮溶かす。❻❺に❹を入れてよく混ぜ、厚さが5mmになるように容器に入れ、冷蔵庫で2時間冷やし固める。❼きゅうりは一口大に切り、ミキサーでペースト状にする。❽鍋にだし汁と寒天を入れて火にかけ、よく煮溶かす。❾❽に❼を入れてよく混ぜ、厚さが5mmになるように容器に入れ、冷蔵庫で2時間冷やし固める。❿鍋に卵、だし汁、寒天を入れてよく混ぜ、火にかける。⓫泡立て器で混ぜながら、卵に火を通す。ふわふわになったら火を止める。⓬厚さが5mmになるように容器に入れ、冷蔵庫で2時間冷やし固める。⓭人参は一口大に切り、ミキサーでペースト状にする。⓮鍋に人参ペースト、だし汁、寒天を入れてよく混ぜ、火にかけて寒天を煮溶かす。⓯寒天が溶けたら、厚さが5mmになるように容器に入れ、冷蔵庫で2時間冷やし固める。

### つゆ
❶鍋にみりんを入れて煮立たせ、火を入れてさっと燃やす。❷だし汁、薄口しょうゆを加え、再び煮立ったら水溶き片栗粉でとろみをつける。

### 仕上げ
❶長ネギは0.5mmのみじん切りにし、生姜はおろし金ですりおろす。❷きゅうり、しいたけ、卵、人参を星型に抜き、そうめんの上に飾る。❸つゆを加え、長ネギのみじん切りとおろし生姜を添える。生姜はしぼり汁のみ使う。

### 材料 | 4人分

そうめん（36ページ参照）

**具材**
- 干ししいたけ……10g
- しょうゆ……10g
- 砂糖……10g
- だし汁……50g
- 寒天……0.8g
- きゅうり……70g
- だし汁……10g
- 寒天……0.8g
- 卵……100g
- だし汁……20g
- 寒天……0.8g
- 人参……70g
- だし汁……10g
- 寒天……0.8g
- 長ネギ……10g
- 生姜……10g

**つゆ**
- だし汁……300cc
- 薄口しょうゆ……60cc
- みりん……30cc
- 片栗粉……10g
- 片栗粉用水……50g

## 白粥 と たくあん

### 白粥
10ページを参照し、白粥を炊く。

### たくあん
❶たくあんを0.5mmにきざみ、すり鉢で粒が残らなくなるまでよくする。❷耐熱容器に❶、寒天、だし汁を入れてよく混ぜ、レンジに20秒間かける。❸粗熱を取り、容器のまま冷蔵庫で2時間冷やし固める。❹固まったら型で抜く。

### 材料 | 4人分

**白粥**
- 五分粥（10ページ参照）……200g

**たくあん**
- たくあん……40g
- 寒天……0.6g
- だし汁……10g

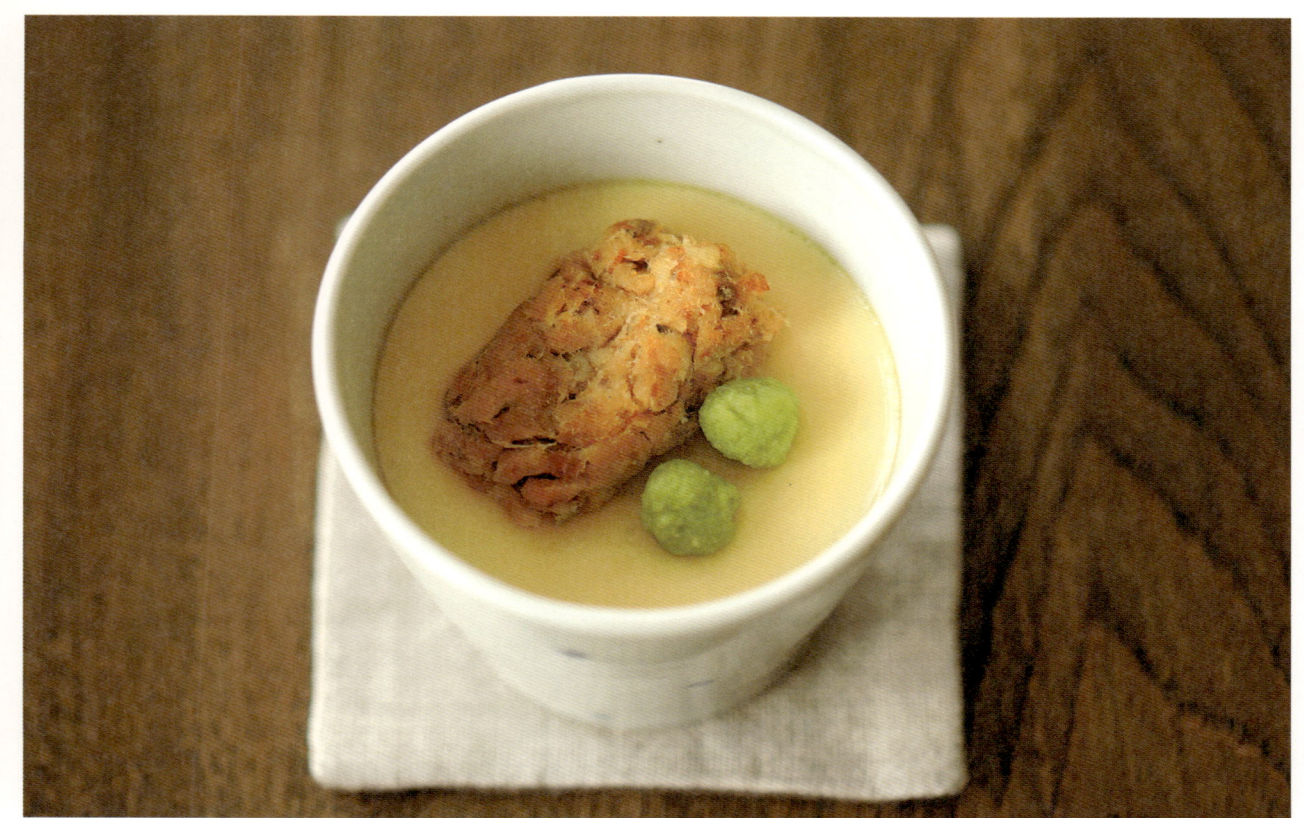

## 茶碗蒸し

### 材料 | 4人分

- 卵……50g
- だし汁……150cc
- 塩……1g
- 薄口しょうゆ……3.3g
- うなぎの蒲焼……60g
- うなぎの蒲焼のたれ……10g
- 片栗粉……2g
- 片栗粉用水……10g
- 枝豆……20g

❶卵を溶きほぐし、だし汁、塩、薄口しょうゆを入れてよく混ぜておく。
❷うなぎの蒲焼は骨がないかよく確認し、ミキサーでペースト状にする。
❸❷をすり鉢に入れ、2〜3分間よくする。
❹鍋に❸、蒲焼のたれ、水溶き片栗粉を入れて火にかけ、よく練る。❺火が通ったら4等分し、うなぎのように形成する。
❻枝豆はゆでてさやと薄皮をむき、すり鉢でよくする。❼ペースト状になったら、固くならないようにふんわり丸める。
❽容器に❶の卵液を静かに流し入れる。❾蒸気の上がっている蒸し器に入れ、ふたをして中火で3分間蒸し、さらに弱火で15分間蒸す。❿蒸しあがったら、うなぎと枝豆を飾る。

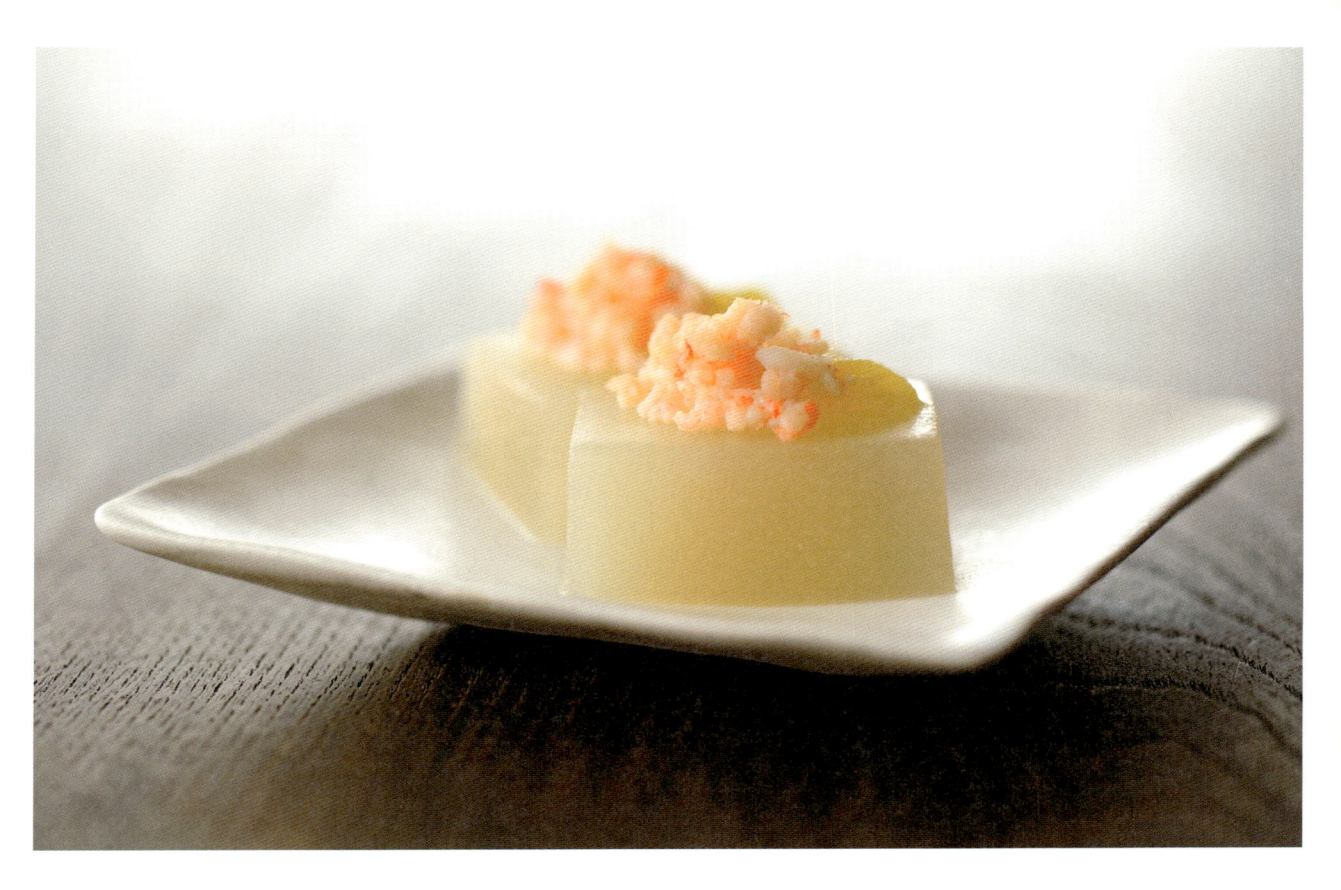

## 冬瓜の冷製

### 材料 | 4人分

- 冬瓜……200g
- a
  - 砂糖……20g
  - 塩……2g
  - 薄口しょうゆ……4g
  - だし汁……200cc
- 寒天……0.7g
- ゼラチン……0.5g
- ゼラチン用水……5g
- そうめん瓜……40g
- 芝エビ……40g
- 酒……適宜

❶ゼラチンは水でふやかしておく。❷冬瓜はたっぷりの水でゆで、沸騰したらゆで汁を捨てる。あく抜きのために、これを5～6回繰り返す。
❸aを混ぜ合わせ、❷の冬瓜を煮含める。❹❸をミキサーでペースト状にする。
❺鍋に❹と寒天を入れて火にかけ、寒天を煮溶かす。❻寒天が溶けたら火を止め、❶のゼラチンを加えて溶かす。
❼寒天流し器に流し入れ、冷蔵庫で3時間冷やし固める。

❽そうめん瓜(金糸瓜、糸かぼちゃとも)はゆでてザルに上げ水分を切り、ミキサーでペースト状にする。しばらくおくと水分が出てくるので、キッチンペーパーで水分を丁寧に取り除く。
❾エビは酒をふり5分間おいたあと、ゆでて一口大に切り、ミキサーでペースト状にする。
❿❼を8等分の角切りにし、2個(1人分)を皿に盛る。そうめん瓜と、エビのペーストを飾る。

## One Point
# そうめんの作り方

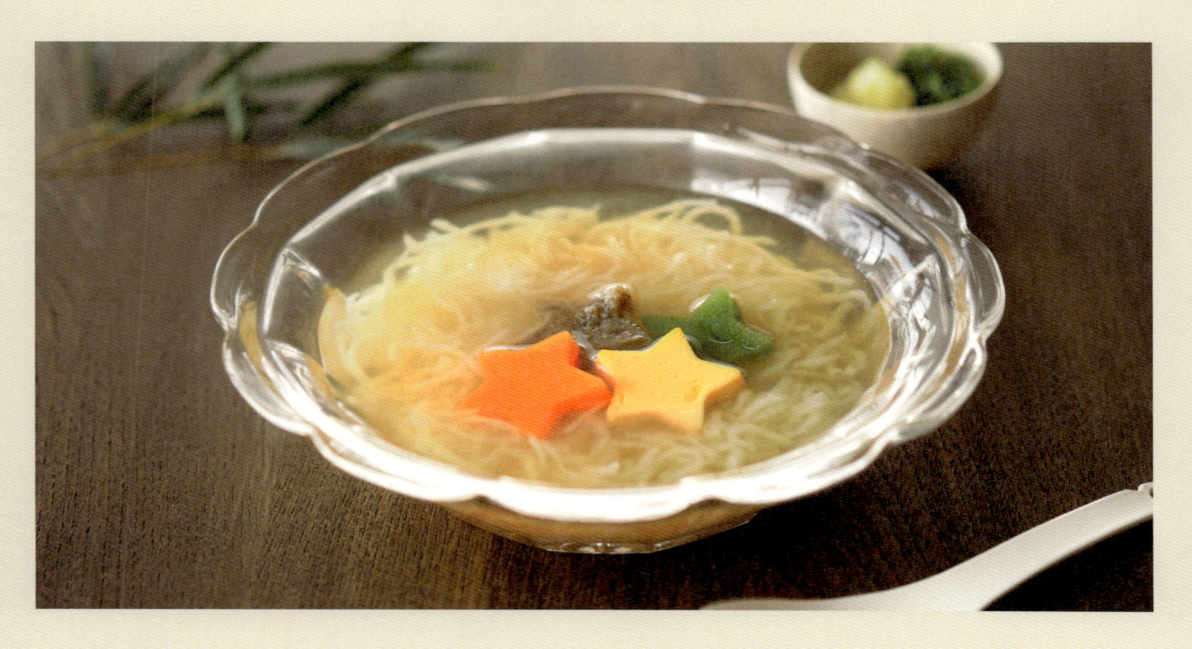

### 材料 | 4人分

- 小麦粉 ……100g
- わらびもち粉 ……10g
- 水 ……100cc
- 塩 ……5g
- 山いも（粘りの強いもの）……20g
- 口金 ……直径1.2〜1.6mm

❶山いもは目の細かいおろし金ですりおろしておく。❷小麦粉、わらびもち粉を合わせ、よくふるっておく。
❸水に塩を溶かす。❹❸を泡立て器で混ぜながら❷を少しずつ入れ、溶かしながら混ぜていく。❺❹に❶の山いもを入れて均一になるように混ぜ、30分間そのままおく。長くおきすぎると、まとまりがなくなってしまうので注意する。
❻裏ごし器を裏返して❺を入れ、木べらで押しながら裏ごしし、口金（Memo参照）を付けたしぼり袋に入れる。❼❻を沸騰した湯の中に重ならないように少しずつしぼり入れる（写真）。❽そのまま弱火にして20分間煮て、冷水に取り出す。❾冷めたらよく水分を切り、器に盛る。

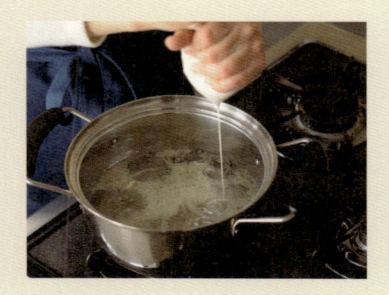

### Memo | 口金の直径

口金の直径は1.2〜1.6mmくらいを使うと、そうめんらしく仕上がる。口金が小さいほどしぼるのに力がかかるので、しぼり袋にはジップロック®などのしっかりした袋を使うとよい。

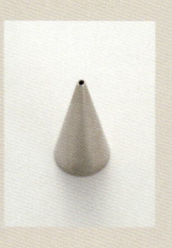

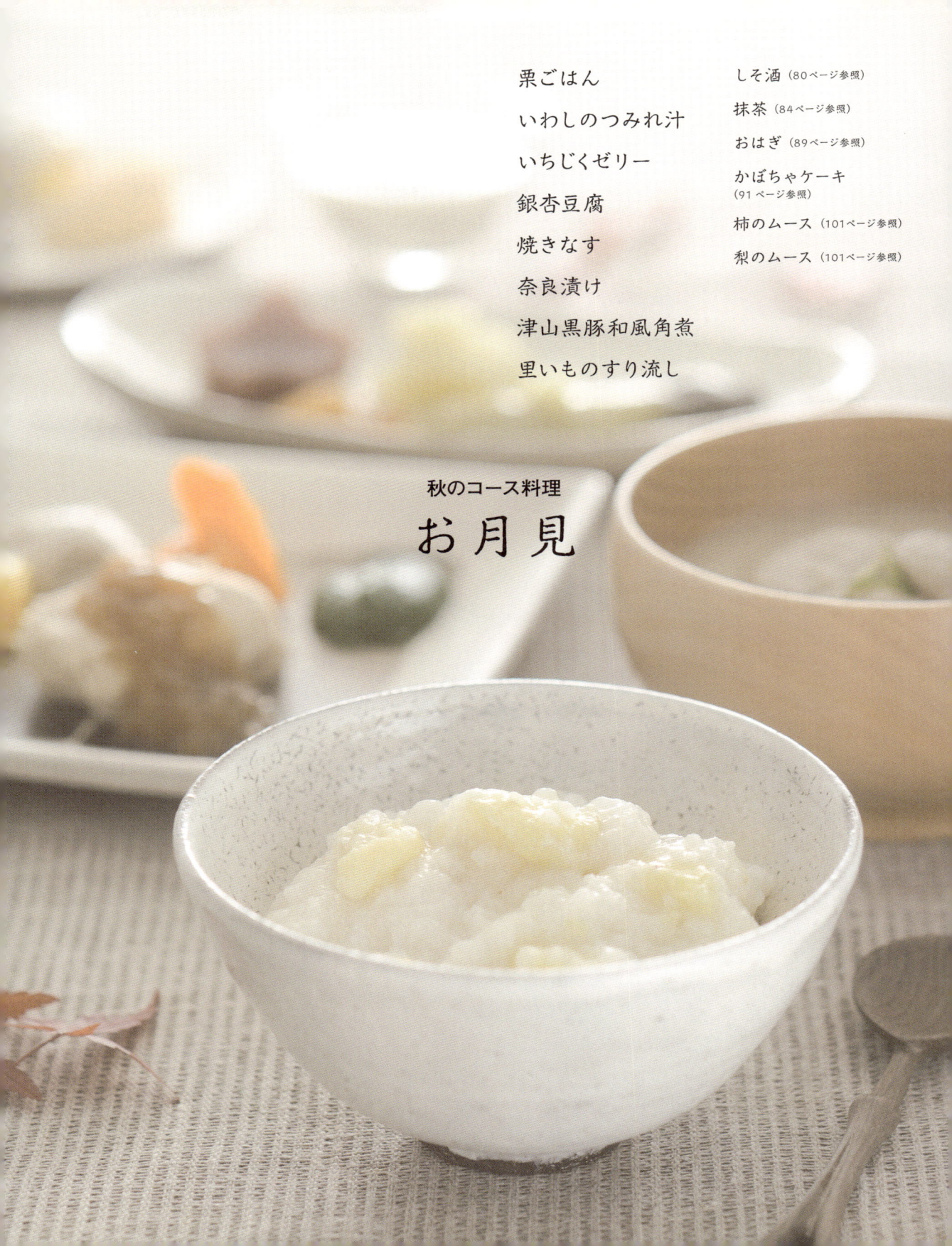

栗ごはん
いわしのつみれ汁
いちじくゼリー
銀杏豆腐
焼きなす
奈良漬け
津山黒豚和風角煮
里いものすり流し

しそ酒（80ページ参照）
抹茶（84ページ参照）
おはぎ（89ページ参照）
かぼちゃケーキ
（91ページ参照）
柿のムース（101ページ参照）
梨のムース（101ページ参照）

秋のコース料理
## お月見

かぼちゃケーキ

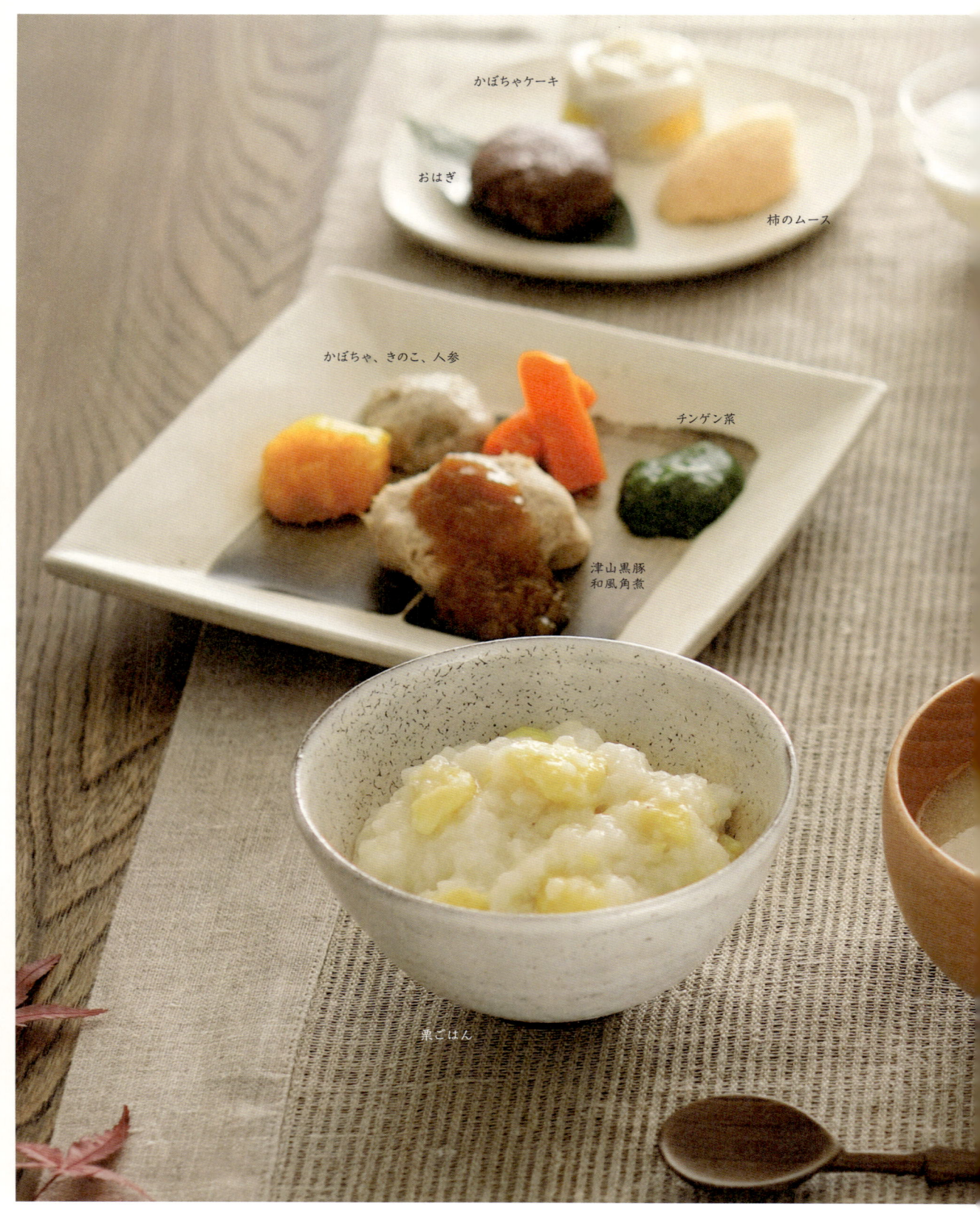

おはぎ

柿のムース

かぼちゃ、きのこ、人参

チンゲン菜

津山黒豚
和風角煮

栗ごはん

梨のムース

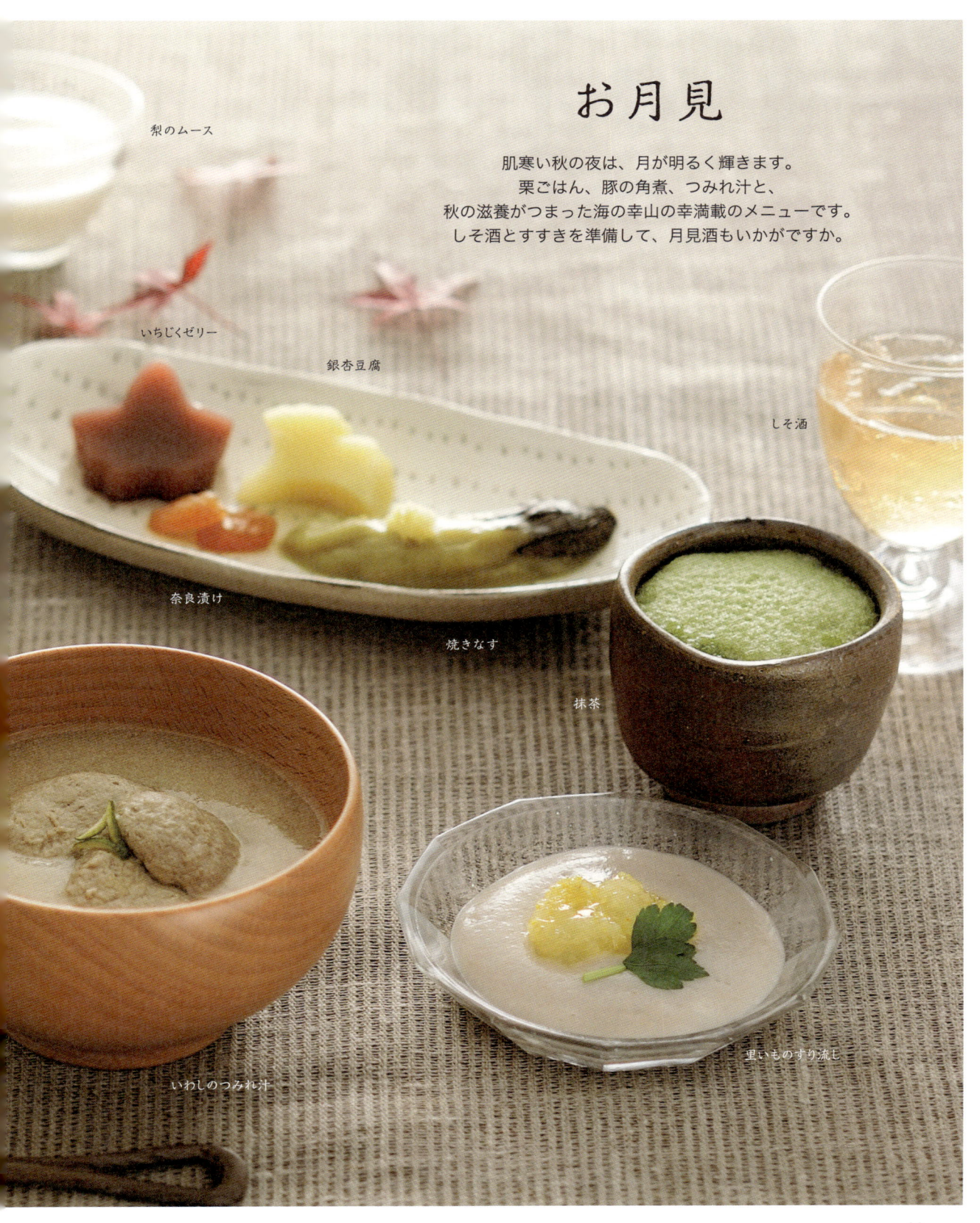

# お月見

肌寒い秋の夜は、月が明るく輝きます。
栗ごはん、豚の角煮、つみれ汁と、
秋の滋養がつまった海の幸山の幸満載のメニューです。
しそ酒とすすきを準備して、月見酒もいかがですか。

いちじくゼリー

銀杏豆腐

しそ酒

奈良漬け

焼きなす

抹茶

いわしのつみれ汁

里いものすり流し

40 お月見

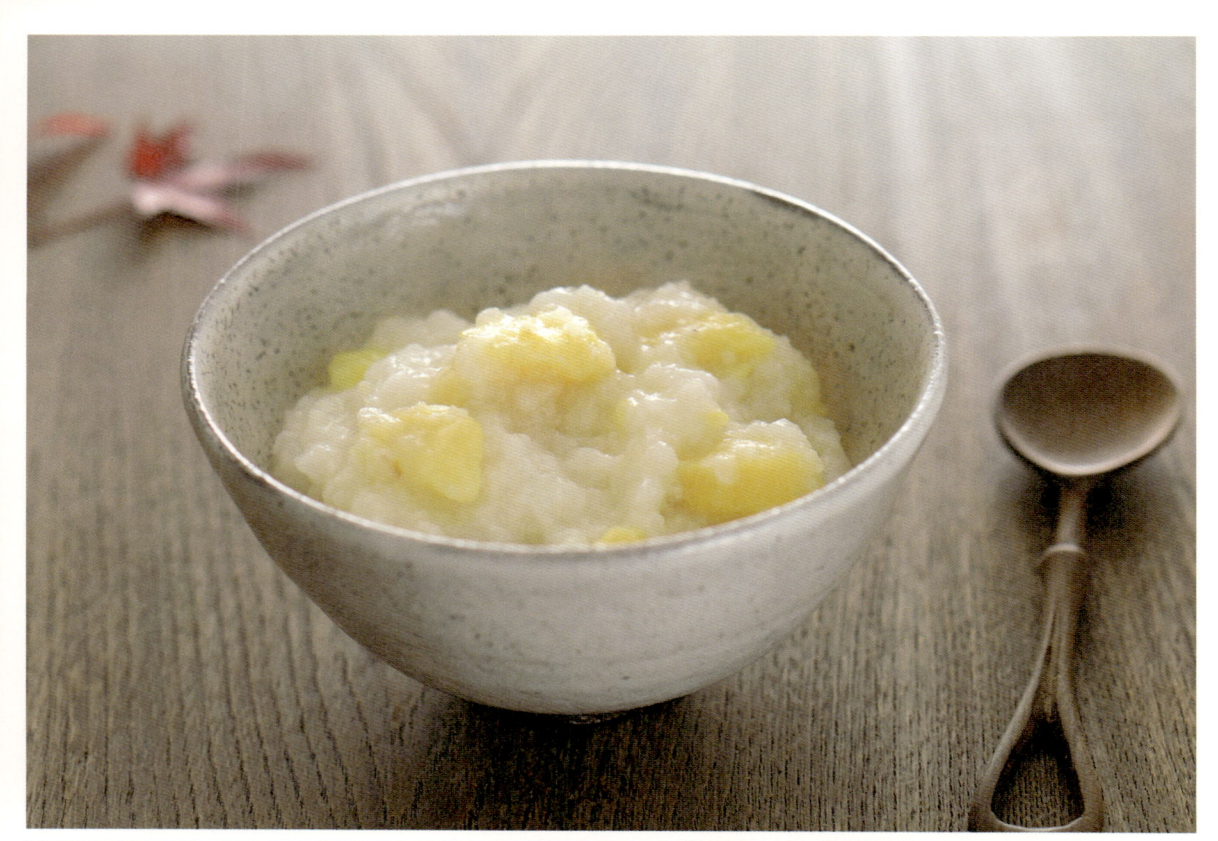

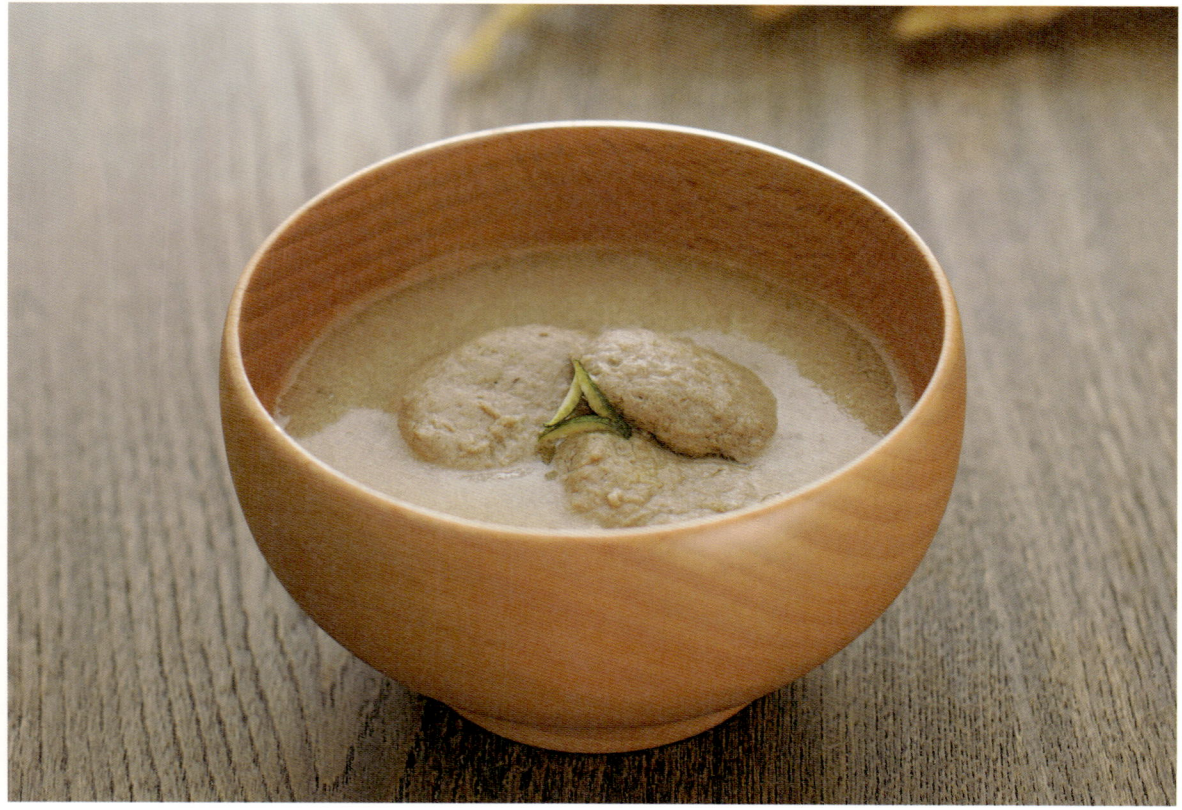

## 栗ごはん

| 材料 | 4人分 |
|---|---|
| 五分粥 (10ページ参照) | 400g |
| 栗 | 120g |
| 塩 | 2g |

❶栗は渋皮まできれいにむき、小さめの一口大（1cm角）に切っておく。❷五分粥（10ページ参照）を炊くときに❶を一緒に入れて炊く。❸炊き上がりに塩をふり、さっくり混ぜる。

## いわしのつみれ汁

| 材料 | 4人分 |
|---|---|
| いわし開き (骨・皮なし) | 50g |
| 塩 | 0.3g |
| 赤味噌 | 5g |
| 卵 (全卵) | 25g |
| ごぼう | 50g |
| 長ネギ | 50g |
| 生姜 | 1g |
| 油 | 3g |
| だし汁 | 800cc |
| 中味噌 (合わせ味噌) | 24g |
| 片栗粉 | 5g |
| 片栗粉用水 | 50g |
| すだちの皮 | 4g |

※味噌はまろやかな味のものがおすすめ。本書では「やまか味噌：中味噌」（笹埜商店［岡山県］）を使用。

❶ごぼうはささがきにする。長ネギは小口切りにし、生姜はすりおろす。❷❶を油でさっと炒める。❸しんなりしたらミキサーでペースト状にする。❹いわしをミキサーにかけてペースト状にし、塩を入れてさらにミキサーにかける。❺❹に❸と赤味噌、卵を加えてさらにミキサーにかけ、どろどろの状態にする。❻味噌汁を作る。だし汁を沸かし、半量の中味噌を溶いて味噌汁を作る。❼❺を大さじで丸く形成し、火にかけた味噌汁の中に落として煮る。このときの火加減は弱火で。沸かし過ぎると型崩れしやすいので注意。❽いわしに火が通ったら（浮き上がって少し固くなる）、汁椀に取り出す。❾❼で残った味噌汁をこし器でこして600ccになるまでだし汁（分量外）を足し、残りの中味噌で味を調え、水で溶いた片栗粉でとろみをつける。❿❽の汁椀に❾の味噌汁を注ぎ、すだちの皮をのせる。

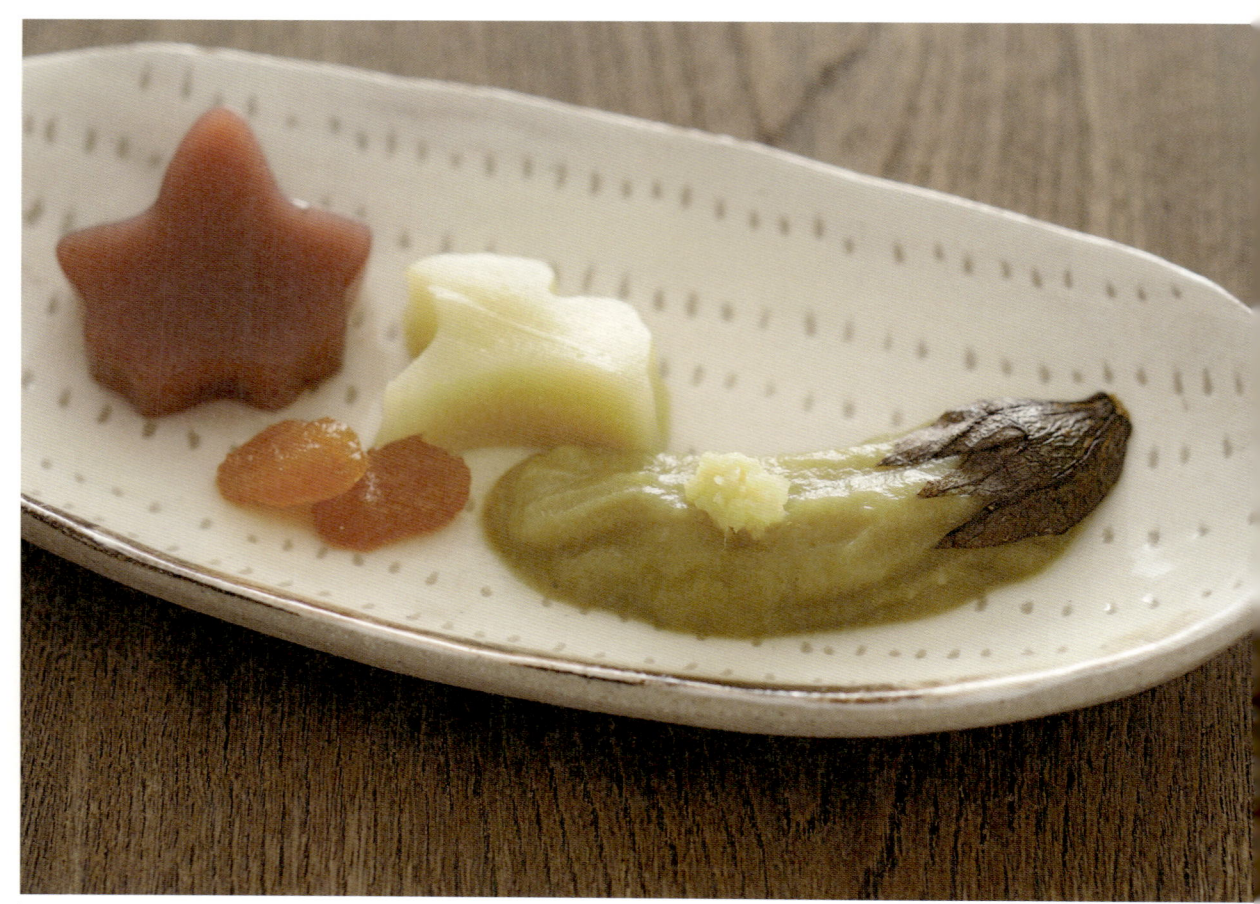

左：いちじくゼリー
中上：銀杏豆腐
中下：奈良漬け
右：焼きなす

## いちじくゼリー

### 材料 | 4人分

日本いちじく(正味)……150g

a ┃ 赤ワイン……90g
　 ┃ 砂糖……35g
　 ┃ 水……200cc

寒天……1.0g

┃ ゼラチン……4.5g
┃ ゼラチン用水……50g

❶ゼラチンを水でふやかしておく。
❷いちじくの皮をむく。
❸鍋に❷と a を入れよく混ぜて火にかけ、全体量475gが350gになるまで煮詰める。❹粗熱が取れたら、ミキサーにかけペースト状にし、さらに裏ごしする。
❺鍋に❹と寒天を入れて火にかけ、寒天を煮溶かす。❻寒天が溶けたら、火を止めて❶のゼラチンを入れ、混ぜながらよく溶かす。
❼粗熱が取れたらバットに流し入れ、冷蔵庫で3時間冷やし固める。❽固まったらもみじ型に抜く。

## 銀杏豆腐 2️⃣1️⃣

材料 | 4人分

a
- 水煮銀杏……15g
- 砂糖……4g
- 白味噌……1g
- くず粉……1g

- ゼラチン……1g
- ゼラチン用水……50g

❶aをミキサーでペースト状にする。❷ゼラチンは水でふやかしておく。❸鍋に❶、❷を入れて弱火にかけ、沸騰させないようにしながら、全体量が40gになるまでよく練る。❹バットにラップを敷いて1cmの厚さになるように流し入れ、冷蔵庫で3時間冷し固める。❺固まったら、いちょう型に抜く。

## 焼きなす 3️⃣3️⃣

材料 | 4人分

なす……350g
しょうゆ……4g
生姜……1g

❶なすは洗い、切らずに皮ごと水を入れた鍋で蒸し焼きにする。❷ヘタを取って皮をむく。ヘタは飾り用に残しておく。❸❷にしょうゆを入れ、ミキサーでペースト状にする。❹❸をしばらくおくと水分が出てくるので、キッチンペーパーで水分を丁寧に取り除く。❺❹をなすの形に形成し、飾り切りしたヘタをつける。❻すりおろした生姜を添える。

## 奈良漬け 3️⃣3️⃣

材料 | 4人分

奈良漬け……40g
寒天……0.6g
だし汁……10g

❶奈良漬けを0.5mmにきざみ、粒が残らなくなるまですり鉢でよくする。❷耐熱容器に❶、寒天、だし汁を入れてよく混ぜ、レンジで20秒間加熱する。❸粗熱を取り、容器のまま冷蔵庫で2時間冷やし固める。❹固まったら型で抜く。

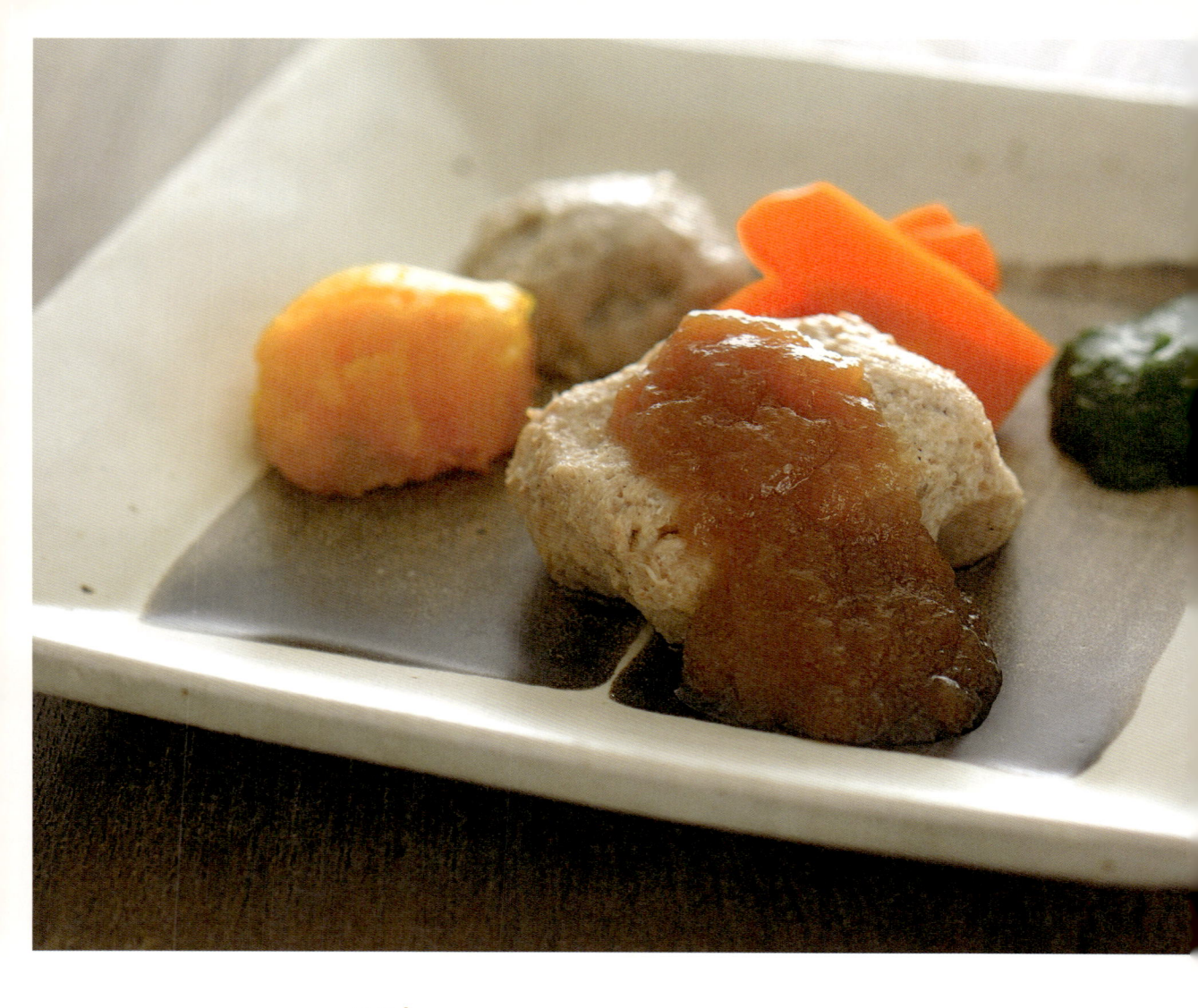

### 材料 | 4人分

豚（肩ロースかたまり）……120g
塩……0.6g

a
- しょうゆ……15g
- 三温糖……10g
- 老酒またはウイスキー……6g
- 卵……6g
- 白味噌……2.5g
- 五香粉……0.2g
- 長ネギ……5g
- 生姜……5g

**あんかけソース**

煮汁の残り……80cc
水……50cc

- コーンスターチ……2g
- コーンスターチ用水……30g

**野菜のピューレ**

人参……40g
ローリエ……1枚
塩……0.3g

チンゲン菜……50g
じゃがいも……20g
塩……0.3g

しめじ……50g
しいたけ……20g
エリンギ……10g
油……0.5g
塩……0.3g
こしょう……0.1g

かぼちゃ……80g

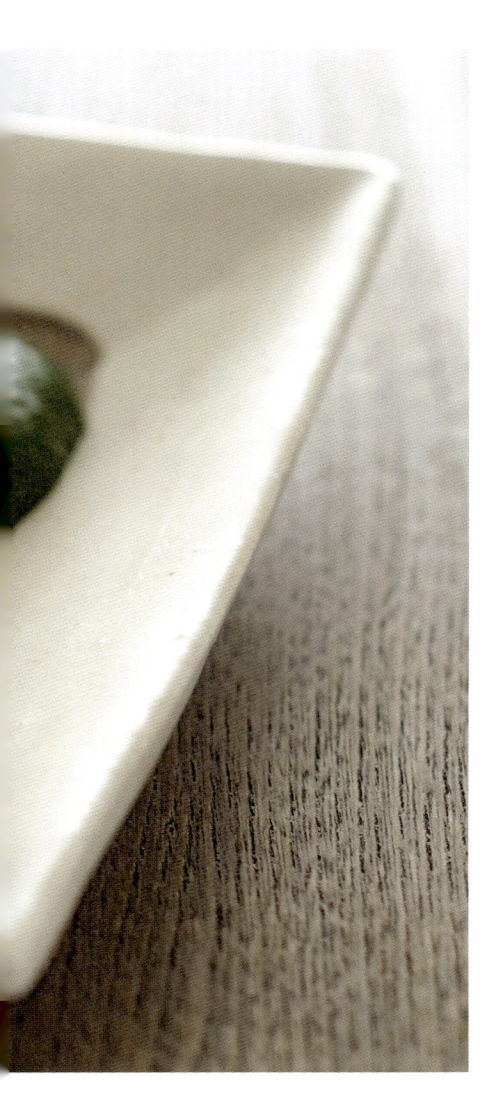

## 津山黒豚和風角煮

### 豚角煮
❶豚肉に塩をもみ込む。長ネギと生姜は薄切りにする。❷❶を a に漬けて一晩おく。
❸肉を取り出し、フライパンで表面にうすく焦げ目をつける。漬け汁は取っておく。
❹鍋に漬け汁ごと❸を入れ、かぶるくらい水を加えて弱火にかける。❺あくを取って水を足しながら約3時間、柔らかくなるまで煮込む。煮汁は取っておく。
❻肉を一口大に切り、煮汁15ccと水15ccを加え、ミキサーにかける。肉によって固さが異なるので、スプーンですくって落ちない程度の柔らかさにする。

### あんかけソース
❶鍋に豚角煮の煮汁の残り80ccと水を入れて火にかける。❷❶に水溶きコーンスターチでとろみをつける。

### 野菜のピューレ
❶人参：人参は皮をむいて厚めのイチョウ切りにする。❷鍋に❶とローリエ、塩を入れてクッキングペーパーで落とし蓋をし、さらに上から蓋をして火にかける。❸煮立ったら弱火にして、柔らかくなるまで20分間煮る。❹蓋を取り、焦げないように混ぜながら中火で煮る。❺ローリエを取り除き、つぶしながら水分をとばす。❻粗熱を取り、ミキサーにかけてペースト状にする。
❼チンゲン菜：チンゲン菜は柔らかめにゆでて一口大に切り、ミキサーにかけてペースト状にする。❽じゃがいもはゆで、裏ごしして塩を加え、❼に混ぜる。
❾きのこ類：きのこ類は一口大に切って熱湯をかけ、あく抜きをする。❿❾を油で炒め、塩こしょうをし、ミキサーにかけてペースト状にする。
⓫かぼちゃ：かぼちゃはゆでて、裏ごしする。

### 仕上げ
皿に豚角煮と野菜のピューレを盛り付け、あんかけソースをかける。

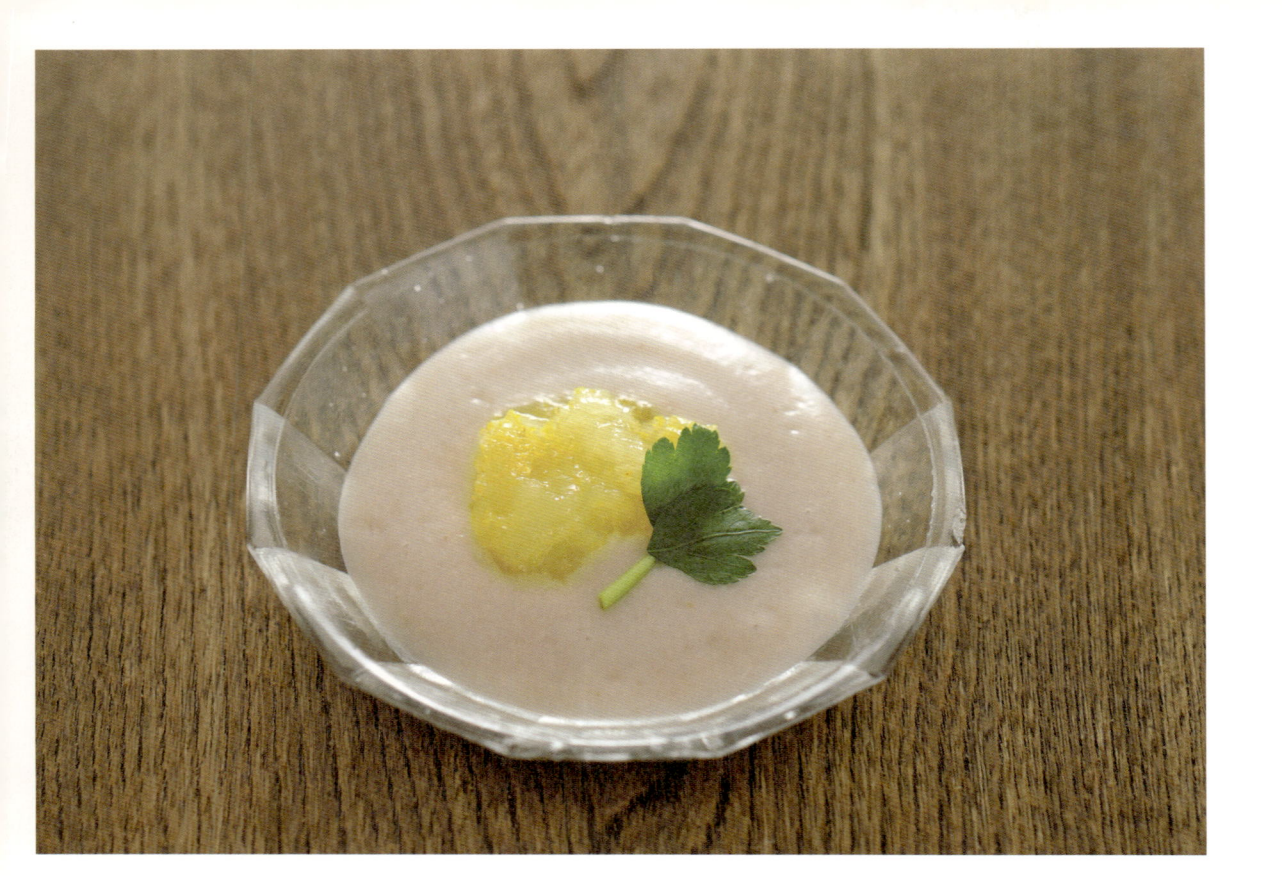

# 里いものすり流し

### 材料 | 4人分

- 里いも……140g
- 塩……1g
- a
  - だし汁……100cc
  - 薄口しょうゆ……3g
  - みりん……3g
- 柚子皮のすりおろし……20g
- だし汁……20g
- 片栗粉……3g
- 片栗粉用だし汁……10g
- 三つ葉……4g

❶里いもはよく洗い、乾かして皮をむき、一口大の大きさに切る。❷沸騰した湯に塩を加え、5分間ゆでる。❸水の中でよくもみ洗いし、ぬめりを落とす。

❹鍋にaの調味料を入れ、沸騰したら❸の里いもを入れて煮汁がなくなるまで煮詰める。❺❹をミキサーにかけ、ペースト状にする。

❻柚子あんを作る。柚子皮のすりおろしとだし汁を火にかけ、だし汁で溶いた片栗粉でとろみをつける。

❼三つ葉はさっと熱湯にくぐらす。

❽❺を容器に盛り、真ん中に柚子あんをかけ、三つ葉を飾る。

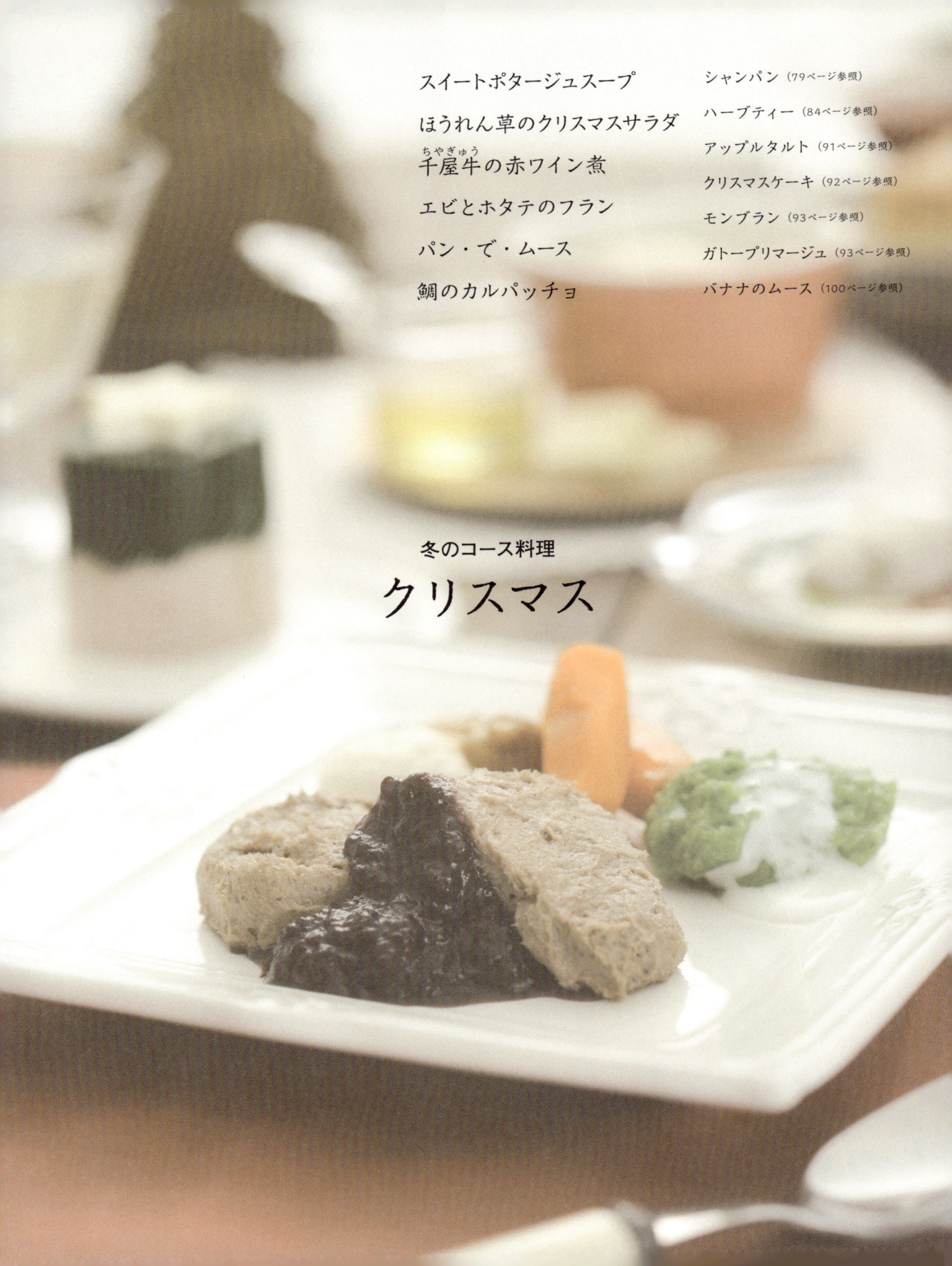

スイート・ポタージュスープ
ほうれん草のクリスマスサラダ
千屋牛の赤ワイン煮
エビとホタテのフラン
パン・で・ムース
鯛のカルパッチョ

シャンパン（79ページ参照）
ハーブティー（84ページ参照）
アップルタルト（91ページ参照）
クリスマスケーキ（92ページ参照）
モンブラン（93ページ参照）
ガトープリマージュ（93ページ参照）
バナナのムース（100ページ参照）

冬のコース料理
# クリスマス

パン・で・ムース

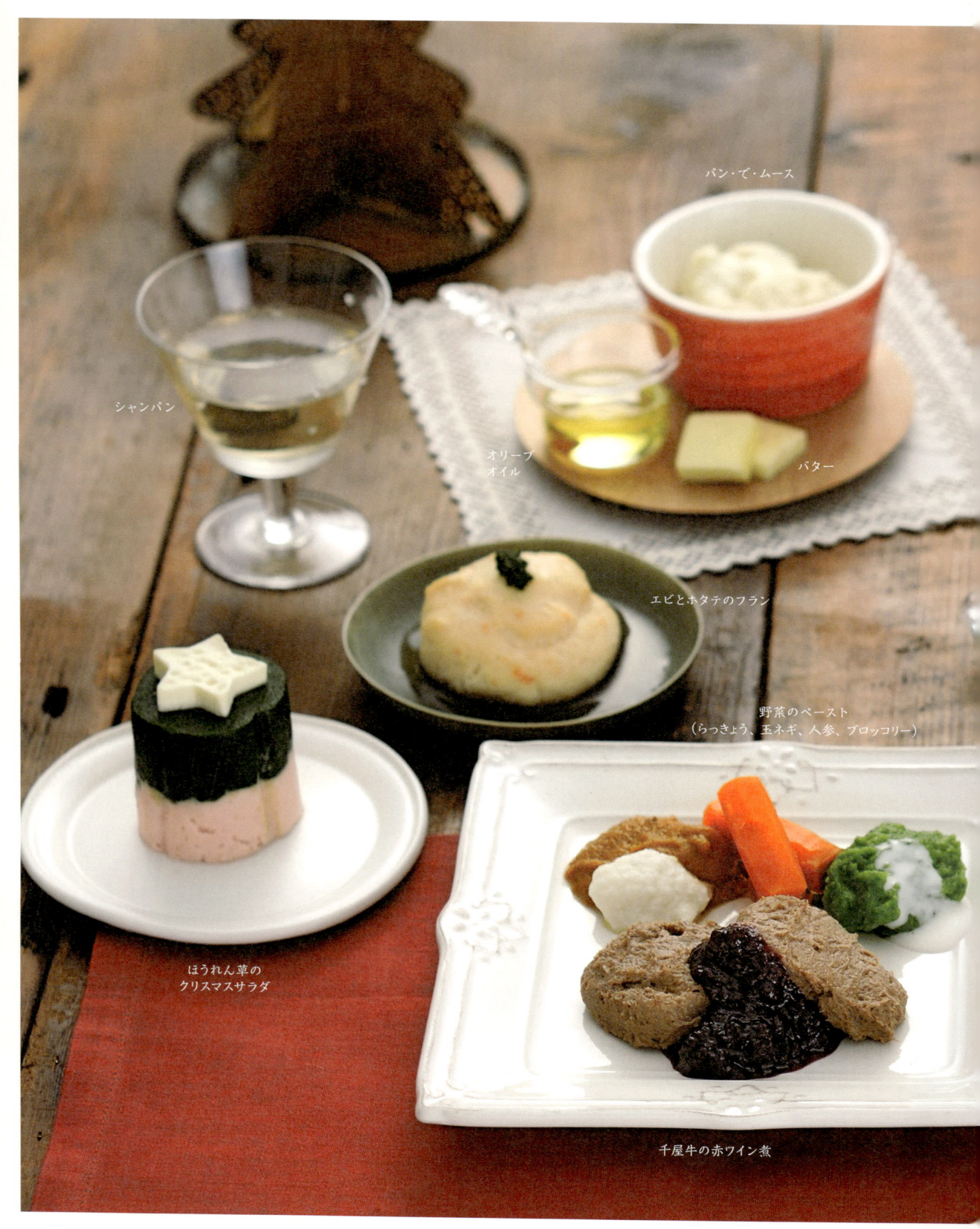

シャンパン

オリーブ
オイル

バター

エビとホタテのフラン

野菜のペースト
（らっきょう、玉ネギ、人参、ブロッコリー）

ほうれん草の
クリスマスサラダ

千屋牛の赤ワイン煮

48　クリスマス

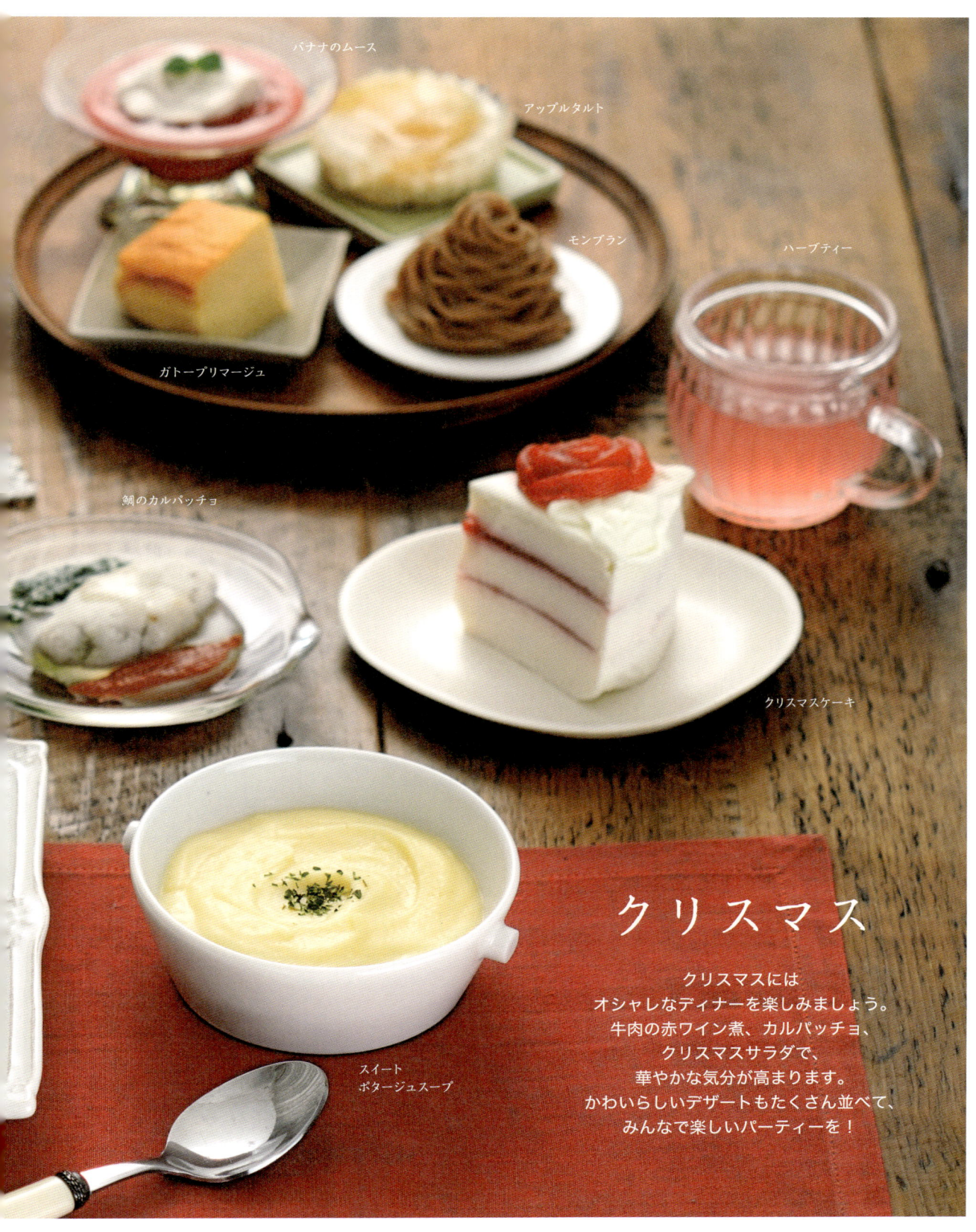

バナナのムース
アップルタルト
モンブラン
ハーブティー
ガトーブリマージュ
鯛のカルパッチョ
クリスマスケーキ
スイート
ポタージュスープ

# クリスマス

クリスマスには
オシャレなディナーを楽しみましょう。
牛肉の赤ワイン煮、カルパッチョ、
クリスマスサラダで、
華やかな気分が高まります。
かわいらしいデザートもたくさん並べて、
みんなで楽しいパーティーを！

クリスマス 49

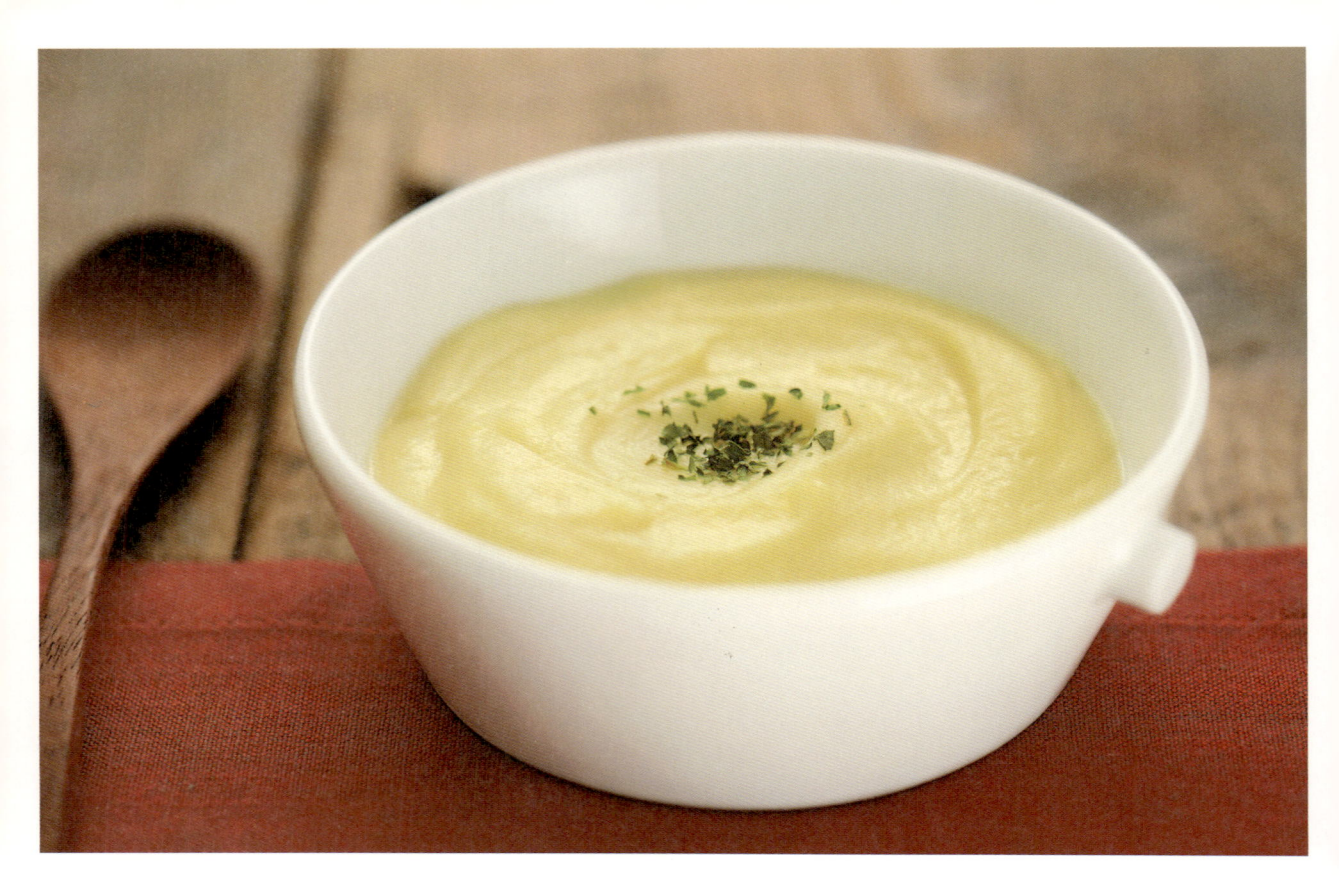

## スイートポタージュスープ

### 材料 | 4人分

さつまいも……160g
スープストック（11ページ参照）
　……160g
バター……8g
牛乳……80g
塩……1.2g

❶さつまいもは皮をむき、1cm角に切る。
❷鍋にさつまいもとスープストック（11ページ参照）を入れ、弱火にかける。
❸さつまいもが柔らかくなったら、バターを加えて溶かす。
❹❸をミキサーでペースト状にし、裏ごし器で裏ごしする。❺鍋に戻し、牛乳を加えて温め、塩で味を調える。とろみは牛乳で調節する。

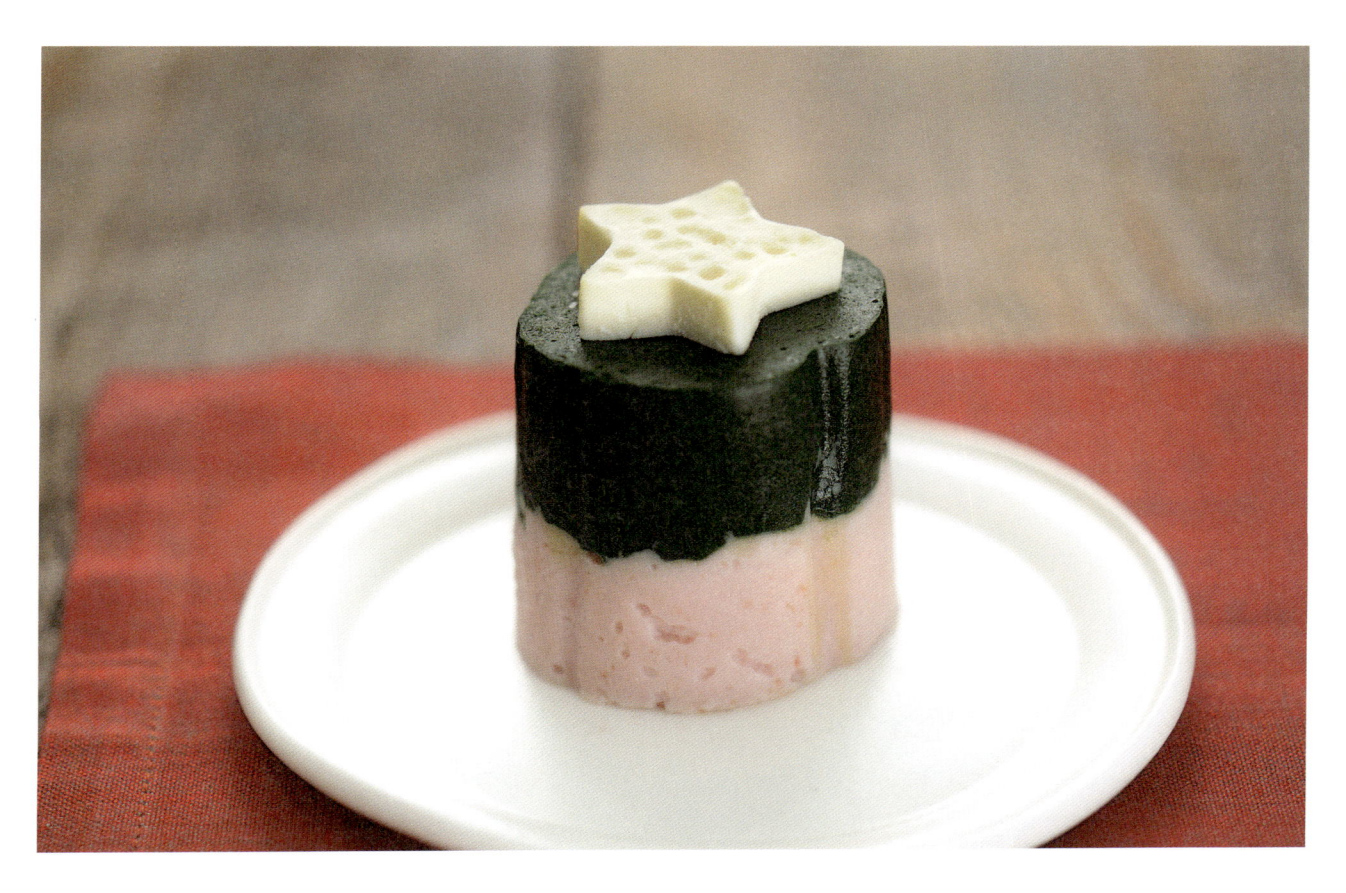

# ほうれん草のクリスマスサラダ

## 材料 | 4人分

- ベーコン(生)……100g
- ベーコンのゆで汁……50cc
- ほうれん草……200g
- ゼラチン……6g
- ゼラチン用水……30g
- オリーブオイル……5g
- こしょう……0.1g
- クリームチーズ……36g

❶ベーコンは一口大に切って熱湯で1分間ゆでる。❷ベーコンのゆで汁50ccと一緒にミキサーにかけ、ペースト状にする。❸セルクル型の底に流し入れて、冷蔵庫で10分間冷やし固める。❹ゼラチンは水でふやかしておく。❺ほうれん草は一口大に切って柔らかめにゆで、3分間水にさらした後ザルに上げて水分を切り、よくしぼる。❻❺をオリーブオイルで炒め、こしょうをふる。❼❻をミキサーにかけてペースト状にする。❽❼を鍋に入れて火にかける。温まったら火を止め、❹のゼラチンを加えて溶かす。❾粗熱が取れたら、❸の上に重ね、冷蔵庫で3時間冷やし固める。❿クリームチーズを星型に抜く。⓫❾を型から抜き、上に❿を飾る。

## 千屋牛の赤ワイン煮

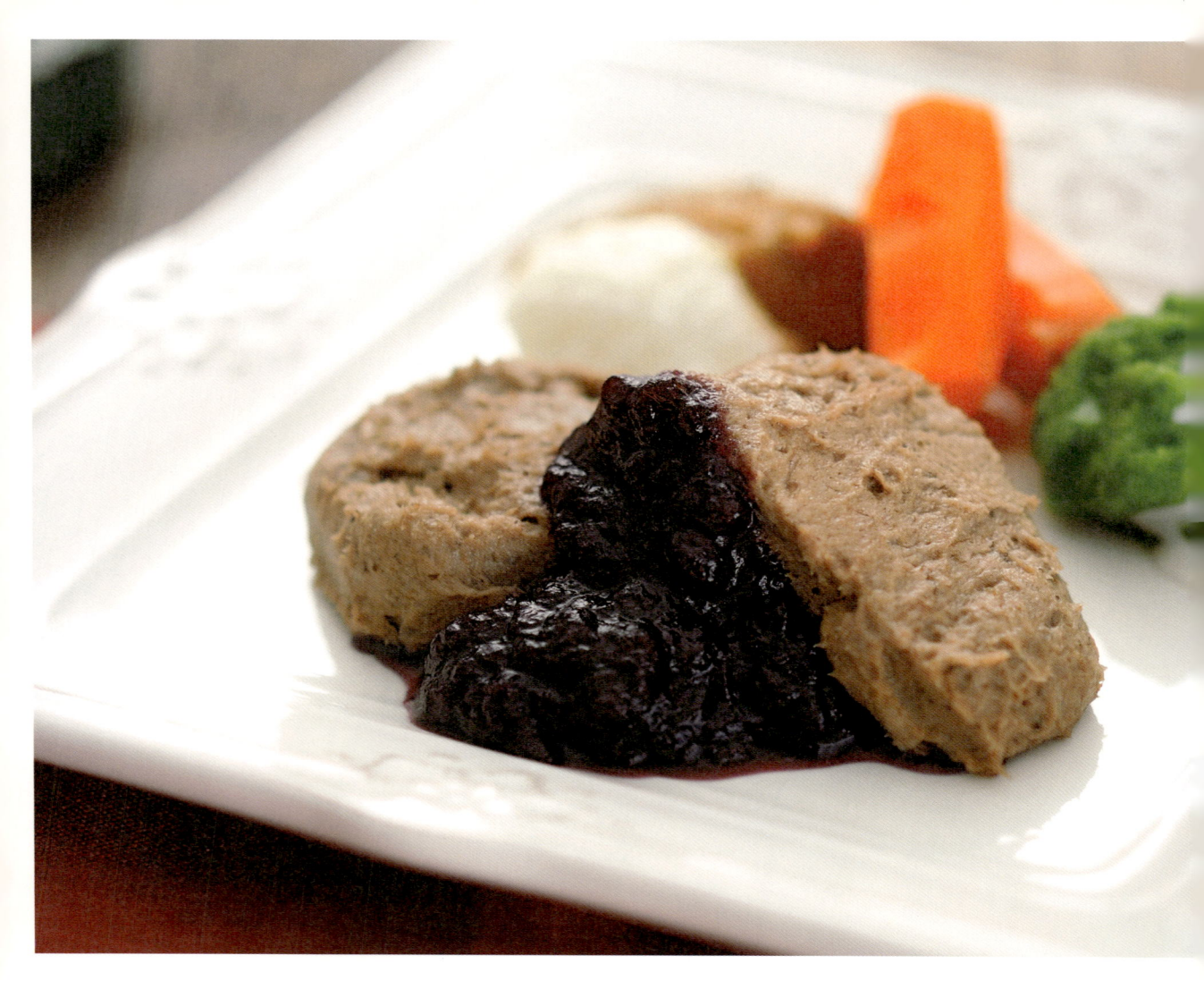

### 牛肉の赤ワイン煮

❶玉ネギは繊維を切るようにスライスし、人参はイチョウ切りにしオリーブオイルで炒める。
❷フライパンに牛脂を入れ、牛肉の表面にうっすら焼き色をつける。残った牛脂はさらに炒めてエキスを取る。
❸aを混ぜ合わせ、❶と❷、ローリエを土鍋に入れる。❹水（分量外）を足しながら、3時間煮る。❺肉が柔らかくなったら取り出し、一口大に切る。スープと野菜は取っておく。野菜は後でピューレにする。
❻❺のスープの残りは水（分量外）で2倍に薄める。
❼❺の牛肉をミキサーでペースト状にする。ミキサーにかけづらい場合は、❻のスープを大さじ1程度加える。
❽ソースを作る。鍋に❻のスープを100cc入れて火にかけ、水溶きコーンスターチでとろみをつける。❾塩、こしょうで味を調える。

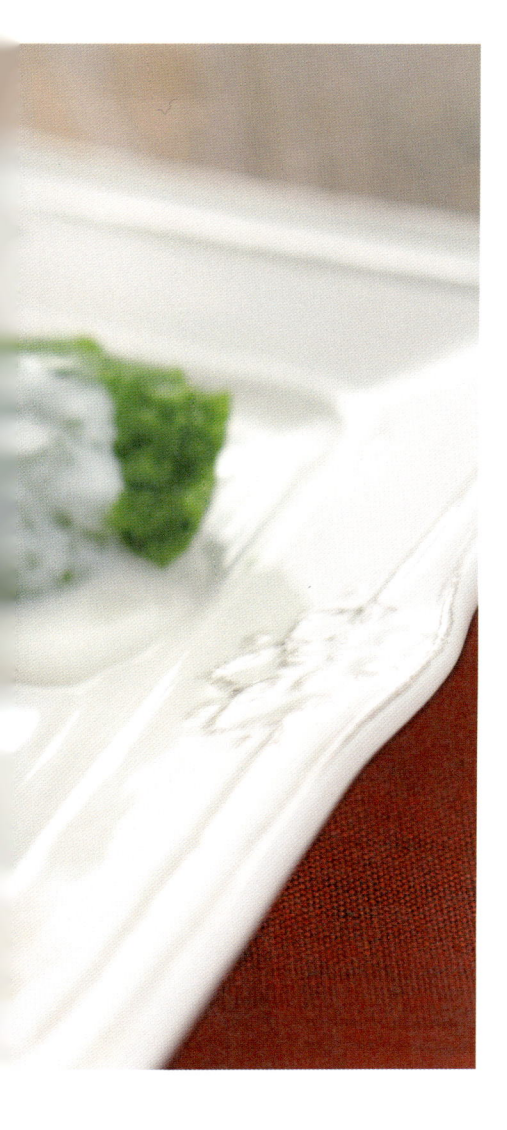

### 材料 | 4人分

a [
- 和牛 (ロース)……180g
- 牛脂……15g
- 玉ネギ……180g
- 人参……180g
- オリーブオイル……30g
- 赤ワイン……200g
- ケチャップ……36g
- 砂糖……3g
- 塩……0.3g
- こしょう……0.3g
- しょうゆ……6g
- ローリエ……1枚
- 塩……0.1g
- こしょう……0.1g
- コーンスターチ……2g
- コーンスターチ用水……10g

**野菜のピューレ**
- ブロッコリー……120g
- フレンチドレッシング……14g
- らっきょう……12g
- らっきょうの漬汁……5g
- マヨネーズ……10g

### 野菜のピューレ
❶牛肉と一緒に煮込んだ野菜（玉ネギ、人参）をそれぞれミキサーにかけ、ペースト状にする。
❷ブロッコリーはゆでて水にさらし、ザルに上げておく。❸冷めたらミキサーでペースト状にする。
❹らっきょうはらっきょうの漬汁と一緒にミキサーでペースト状にし、マヨネーズと合わせる。

### 仕上げ
牛肉の赤ワイン煮を皿に盛り、野菜のピューレを添える。ブロッコリーピューレにドレッシングをかける。

クリスマス

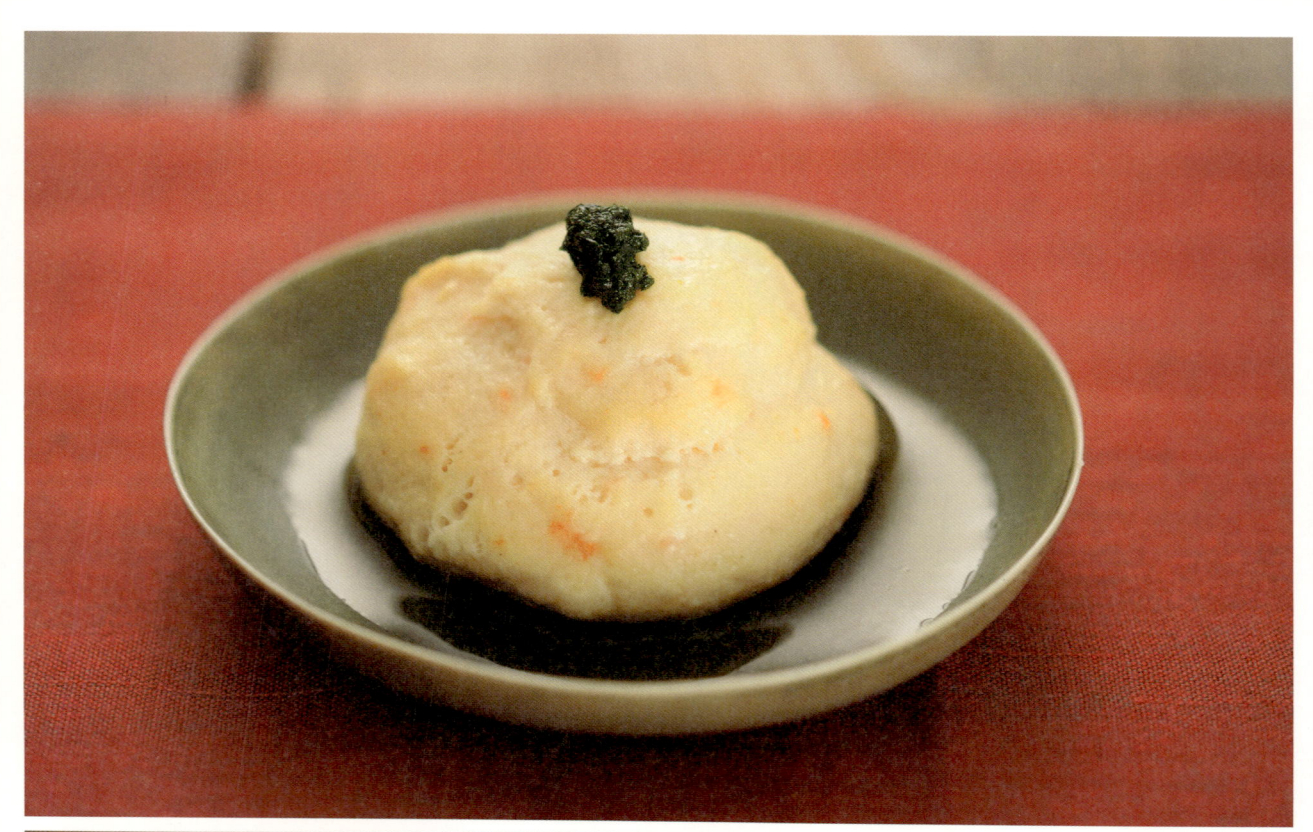

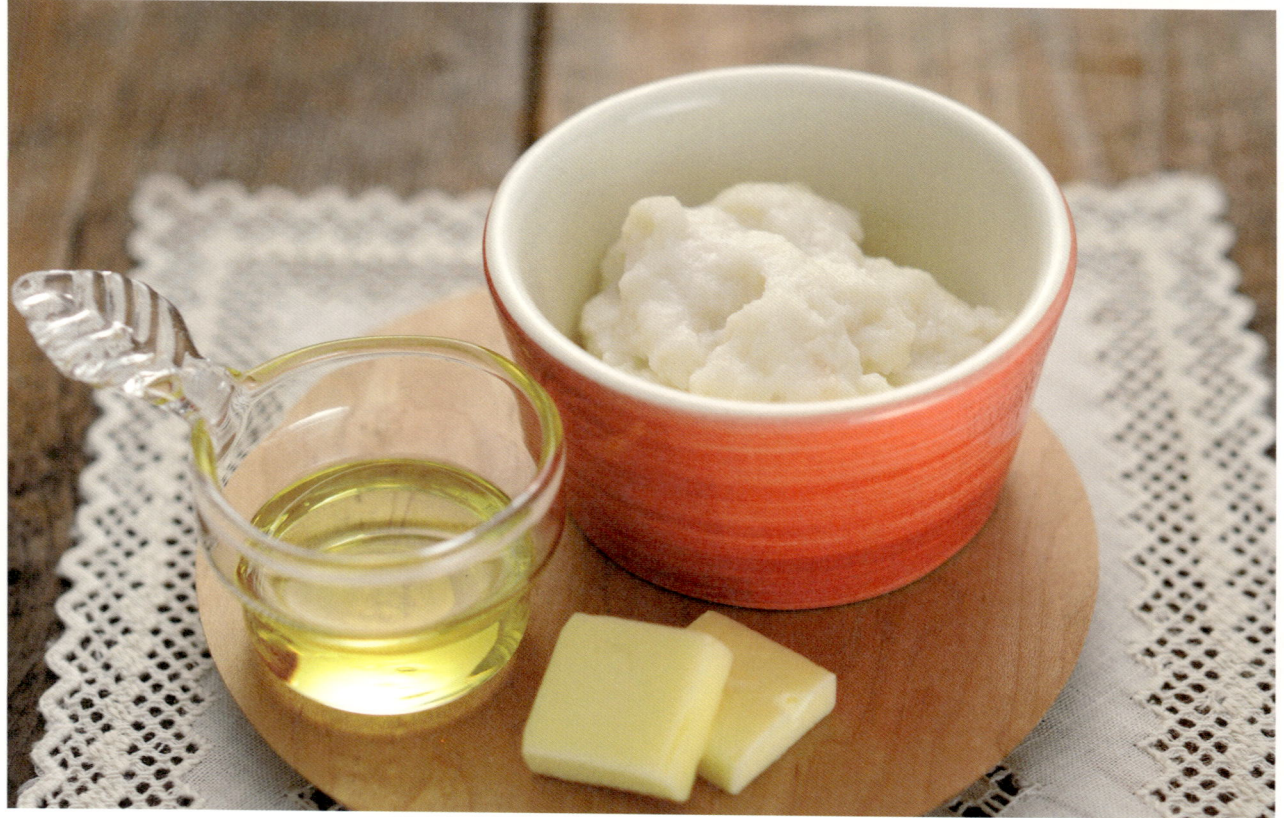

54 クリスマス

## エビとホタテのフラン

材料 | 4人分

- ホタテ貝柱……50g
- 大正エビ……30g
- 卵……50g
- 白菜……50g
- 生クリーム……50g
- 牛乳……30g
- 白ワイン……20g
- 白ワインまたは酒 (臭み消し用)
  ……適量
- イタリアンパセリ……8g

### オレンジソース

- バター……10g
- 薄力粉……10g
- a
  - オレンジジュース (100%)……100g
  - はちみつ……5g
  - 白ワイン……5g
  - レモン汁……5g

❶背わたを取ったエビとホタテに、臭みをとるため白ワインまたは酒をふって20～30分間冷蔵庫に入れておく。
❷卵は割りほぐし、こし器でこす。
❸生クリームは十二分立てにし、❷の卵とざっくり混ぜる。
❹白菜は一口大に切り、ミキサーにかけてみじん切りぐらいの大きさにする。
❺❹に❶、❸、牛乳、白ワインを加え、ミキサーでペースト状にする。
❻❺の生地をしぼり袋に入れ、バットなどにしぼり入れる。蒸し器で10分間蒸し、器に盛る。
❼オレンジソースを作る。薄力粉をふるい、バターとよく混ぜる。❽❼を弱火にかけ、焦がさないようにバターを溶かしてaを加える。❾沸騰してとろみがついてきたら火を止める。予熱でもとろみがつくので、早めに火から下ろす。
❿❻にオレンジソースをかけ、ミキサーかすり鉢ですったイタリアンパセリを飾る。

## パン・で・ムース

材料 | 4人分

- 食パン……120g
- 牛乳……80g
- 角切りバター……20g
- オリーブオイル……20g

❶食パンは耳をきれいに取って細かくちぎり、牛乳を加えて弱火で10分間煮る。❷ミキサーにかけて、耳たぶくらいの柔らかさのペースト状にする。柔らかさは牛乳の量で調節する。
❸ココット皿に盛り付け、角切りバターとオリーブオイルを添える。

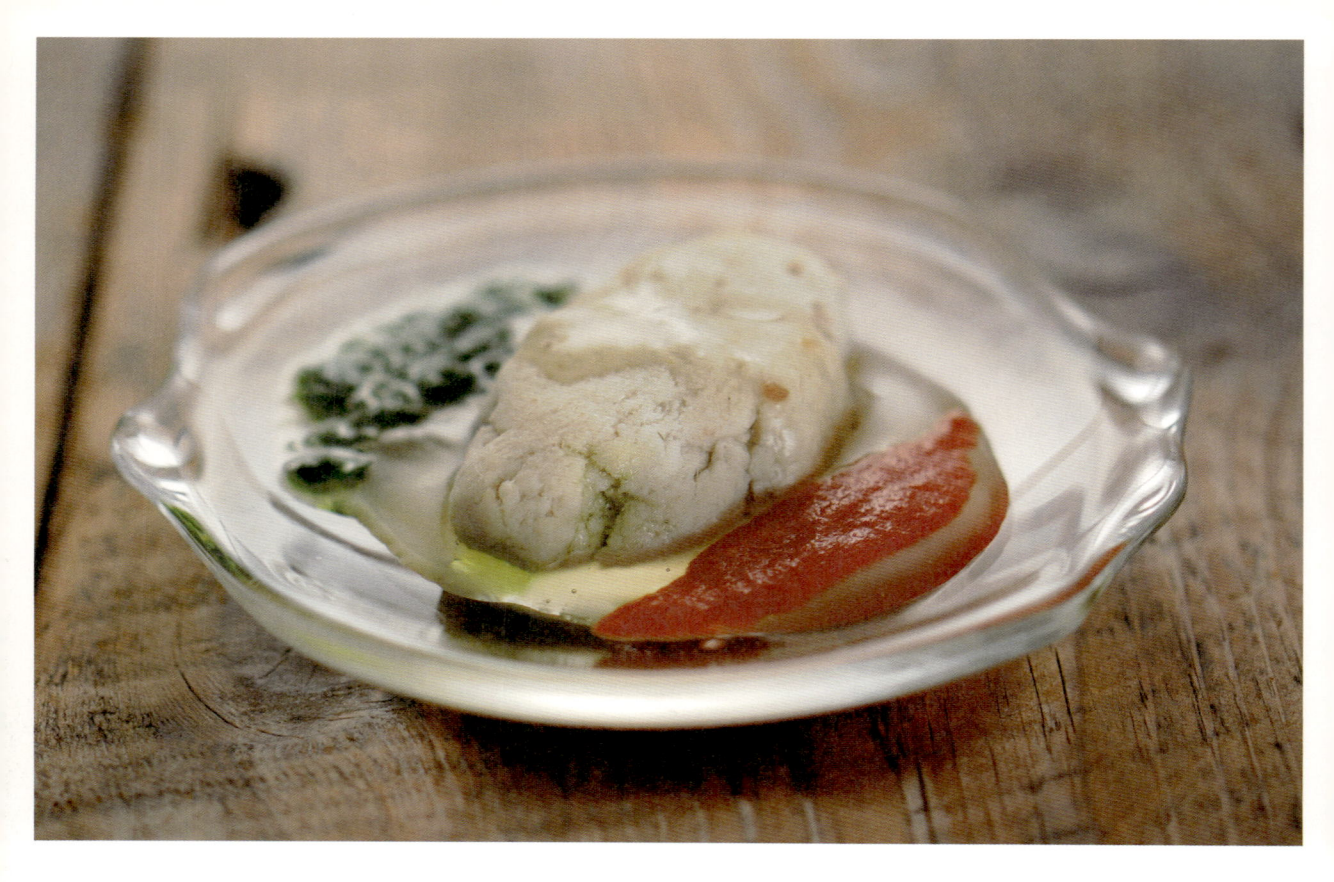

## 鯛のカルパッチョ

材料 | 4人分

- 鯛（刺身用）……120g
- トマトソース（27ページ参照）……40g
- バジル……5g
- リンゴ酢……40g
- 塩……0.3g
- 黒こしょう……0.1g

❶鯛を蒸気の上がっている蒸し器に入れて10分間蒸し、ミキサーにかけてペースト状にする。❷スプーンで丸く形作る。
❸27ページを参照し、トマトソースを作る。❹バジルをすり鉢ですってペースト状にし、調味料と混ぜ、バジルソースを作る。
❺鯛を器に盛り、トマトソースとバジルソースを飾る。

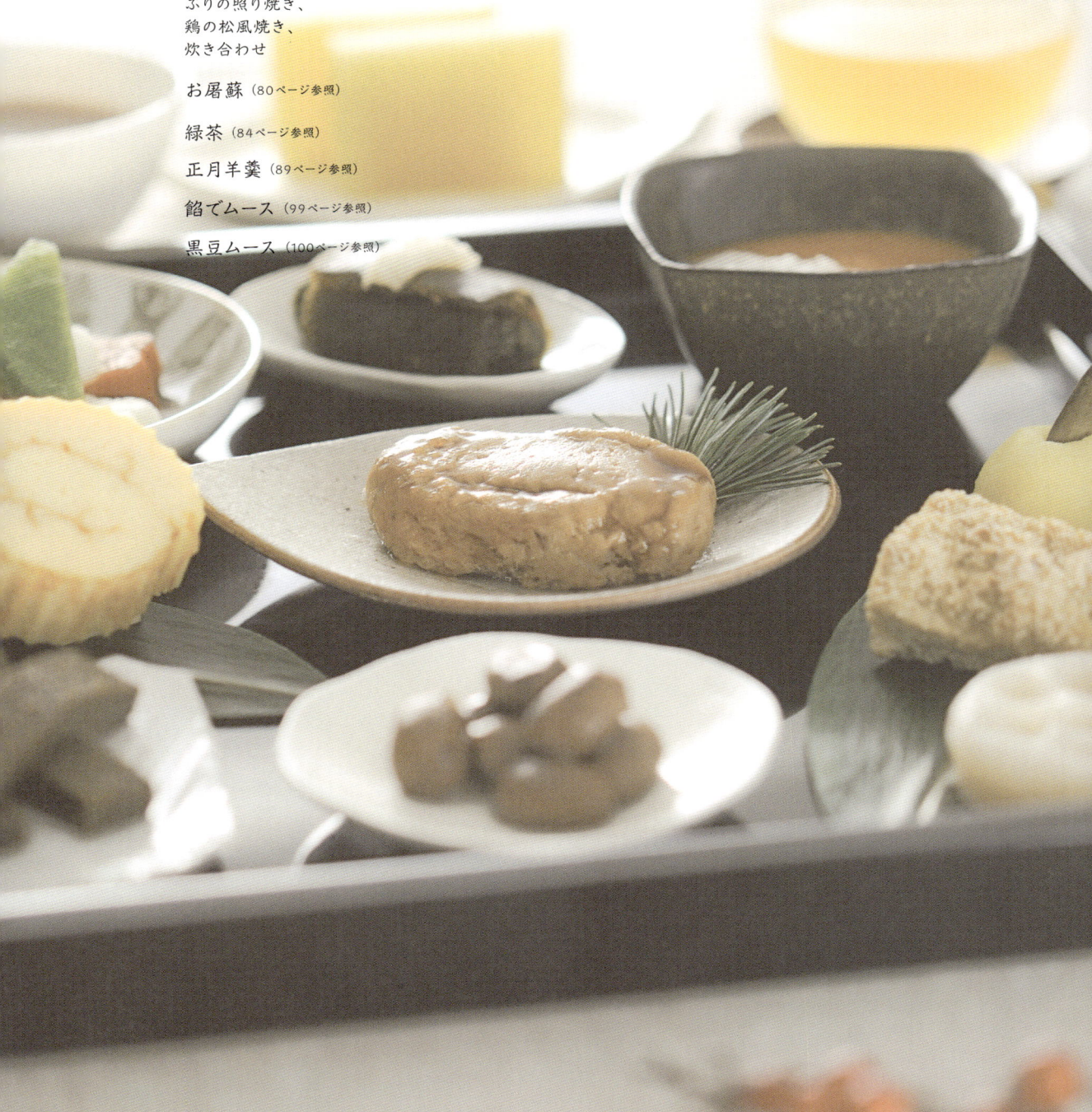

お雑煮

お赤飯

お節
黒豆、勝乃伊達巻、
田作り、くわい、
柿なます、酢れんこん、
にしんの昆布巻き、
ぶりの照り焼き、
鶏の松風焼き、
炊き合わせ

お屠蘇（80ページ参照）

緑茶（84ページ参照）

正月羊羹（89ページ参照）

餡でムース（99ページ参照）

黒豆ムース（100ページ参照）

新春のコース料理
# お正月

# お正月

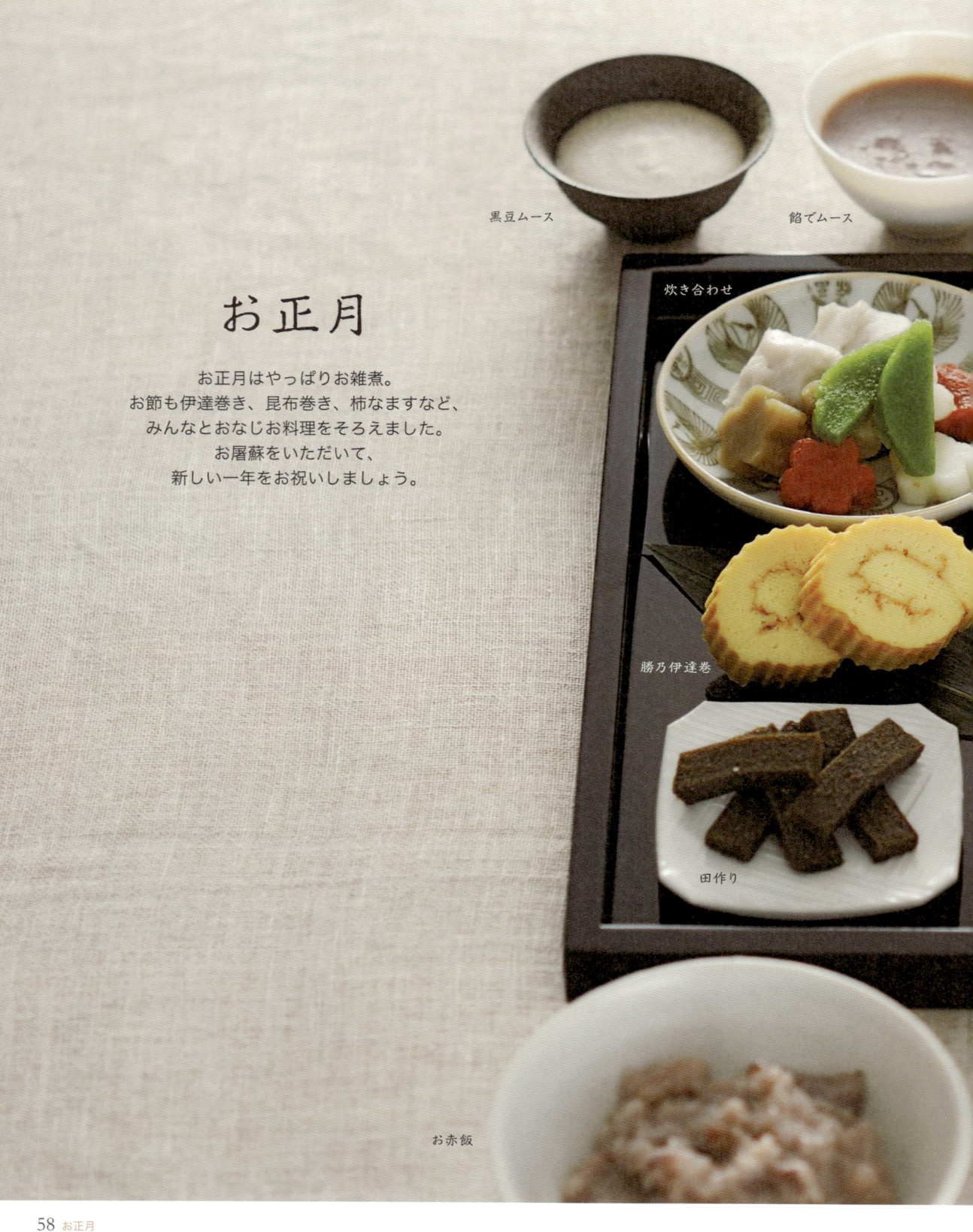

お正月はやっぱりお雑煮。
お節も伊達巻き、昆布巻き、柿なますなど、
みんなとおなじお料理をそろえました。
お屠蘇をいただいて、
新しい一年をお祝いしましょう。

黒豆ムース

餡でムース

炊き合わせ

勝乃伊達巻

田作り

お赤飯

正月羊羹

緑茶

にしんの昆布巻き

柿なます

ぶりの照り焼き

くわい

鶏の松風焼き

黒豆

酢れんこん

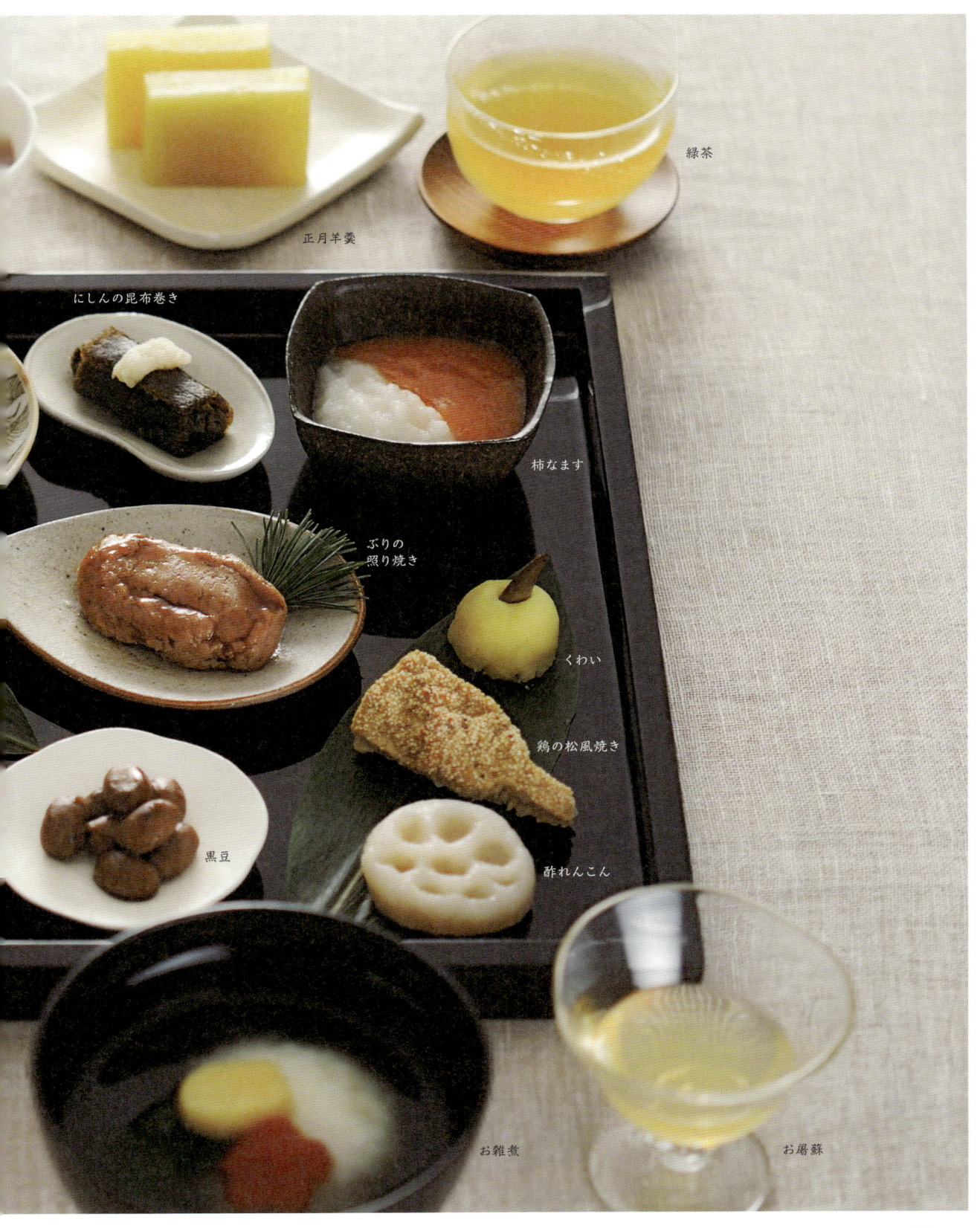

お雑煮

お屠蘇

お正月 59

60 お正月

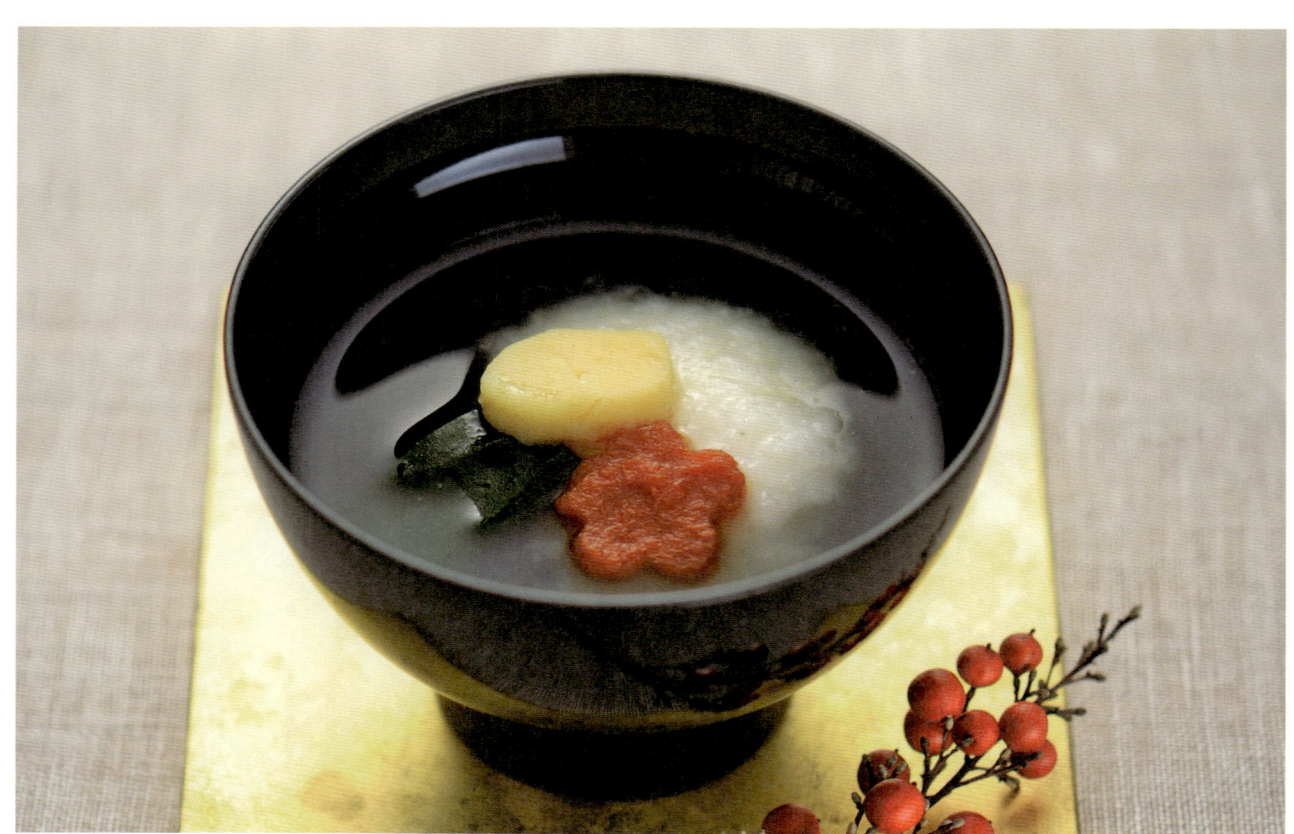

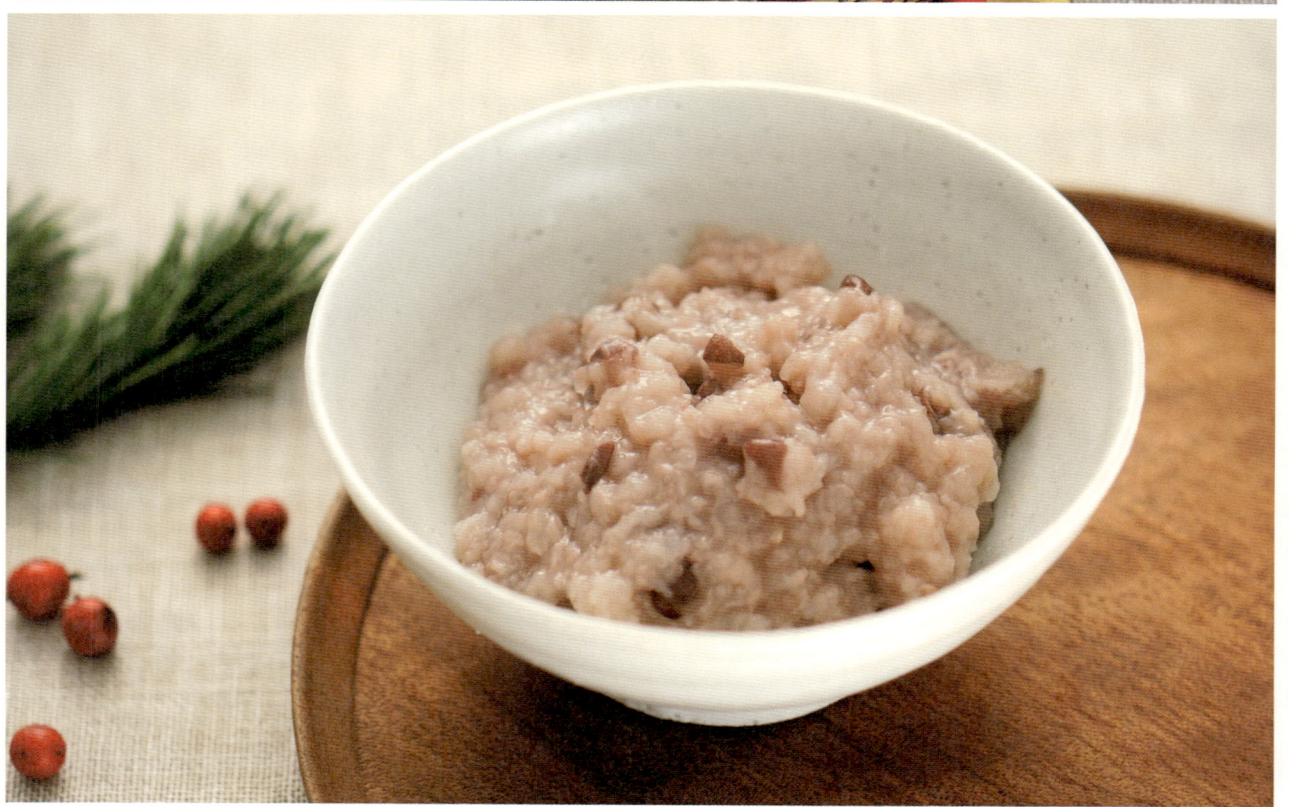

## お雑煮

### 材料 | 4人分

きび餅 (67ページ参照)

上置き
- 人参 (金時)……70g
- だし汁……10g
- 寒天……0.8g

- カステラかまぼこ (市販品)……100g
- だし汁……50g
- 寒天……1g

- ほうれん草……80g
- だし汁……50g
- 寒天……1g

雑煮つゆ
- だし汁……400cc
- 薄口しょうゆ……40cc
- みりん……15cc
- 片栗粉……4g
- 片栗粉用だし汁……40g

### きび餅
67ページを参照し、きび餅を作って、雑煮椀に取り出す。

### 上置き
❶人参は皮をむいてゆで、ミキサーでペースト状にする。❷鍋に❶、だし汁10g、寒天を入れてよく混ぜ、火にかける。❸寒天が溶けたら、厚さが5mmになるように容器に入れ、冷蔵庫で2時間冷やし固める。❹固まったら梅型で抜く。
❺カステラかまぼこはだし汁と一緒にミキサーでペースト状にする。❻鍋に❺と寒天を入れて火にかけ、よく煮溶かす。❼寒天が溶けたら、厚さが5mmになるように容器に入れ、冷蔵庫で2時間冷やし固める。❽固まったら3cmの楕円形に抜く。
❾ほうれん草は柔らかくゆでて水にさらし、ザルに上げて水分を切る。❿❾のほうれん草をみじん切りにし、ミキサーでペースト状にする。⓫鍋に❿とだし汁、寒天を入れ火にかけてよく煮溶かす。⓬寒天が溶けたら、厚さが5mmになるように容器に入れ、冷蔵庫で2時間冷やし固める。⓭固まったら3cm×2cm角に切る。

### 雑煮つゆ
❶鍋にみりんを入れ、火にかけてアルコール分をとばす。❷❶にだし汁としょうゆを加え、だし汁で溶いた片栗粉を加える。ひと煮立ちしたら火を止める。

### 仕上げ
きび餅につゆを注ぎ、上置きを飾る。

> **Memo**
> **冷凍のきび餅を使う場合** (67ページ参照)
> きび餅を水につけ粉を落とす。容器に入れふんわりラップをし、レンジで20秒間加熱し柔らかくなったものを使う。

## お赤飯

### 材料 | 4人分

- 米……80g
- 水……840cc
- 小豆……20g
- 塩……2g

❶小豆は水に入れて火にかけ、沸騰したら汁を捨てる。❷❶の小豆を入れて五分粥 (10ページ参照) を炊く。❸炊き上がったら小豆の皮をとり、塩をふって混ぜる。

## 黒豆

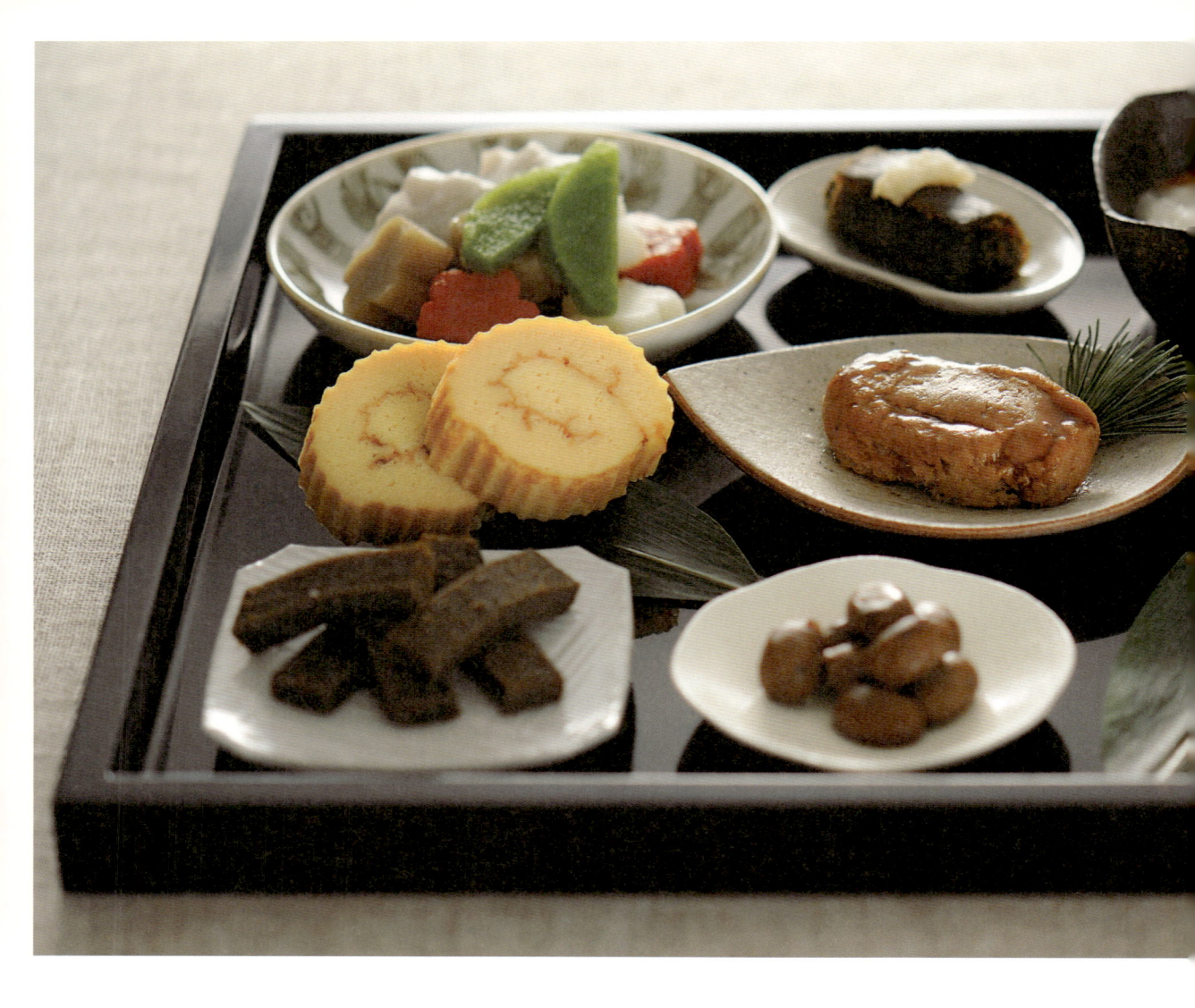

### 材料 | 10人分

　　黒豆……100g
　　水……800cc
　　砂糖……70g
　　しょうゆ……10g
　　重曹……1.8g
　　豆の煮汁……40cc
　　水……40cc
　┌片栗粉……5g
　└片栗粉用水……25g

❶鍋に水、砂糖、しょうゆを入れ、火にかけて沸騰させる。❷火を止め、重曹、水洗いした黒豆を入れて一晩漬ける。
❸❷を弱火にかけ、汁がひたひたになるくらいまで4時間煮る。豆の煮汁はとっておく。❹柔らかくなった豆の皮をむき、すり鉢で粒がなくなるまでよくする。
❺豆の煮汁に同量の水（分量外）を加えて薄める。
❻❹に❺を耳たぶくらいの柔らかさになるまで、すり鉢ですりながら加えていく（約40〜50cc程度）。❼❻を大豆くらいの大きさに丸める。
❽❺の残り汁を鍋に入れ火にかけ、水溶き片栗粉でとろみをつけて豆にまぶす。

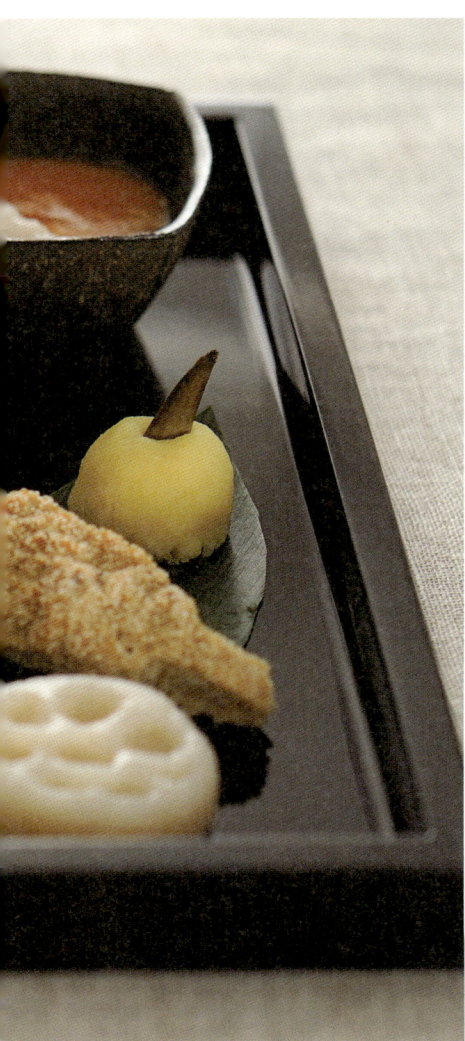

上左：炊き合わせ
上中：にしんの昆布巻き
上右：柿なます
中左：勝乃伊達巻
中：ぶりの照り焼き
中右：くわい / 鶏の松風焼き
下左：田作り
下中：黒豆
下右：酢れんこん

## 田作り 3/3

### 材料 | 10人分

田作り（正味）……10g
砂糖……21g
みりん……42g
しょうゆ……27g
水……100cc
寒天……0.2g

❶調味液を作る。砂糖、みりん、しょうゆを鍋に入れ、砂糖が溶けたら水を加え、ひと煮立ちさせる。
❷田作りはえらとはらわたを除き、鍋で炒ってからミキサーで粉状にし、粉ふるいでふるう。
❸❶の調味液に❷と寒天を入れてよく煮溶かし、火を止める。
❹厚さが5mmになるように容器に入れ、冷蔵庫で2時間冷やし固める。
❺固まったら切り分ける。

## 勝乃伊達巻 3/3

### 材料 | 10人分

卵……100g
a
　はんぺん（生）……50g
　はちみつ……20g
　砂糖……10g
　みりん……7g
　塩……0.1g
　薄口しょうゆ……3g
　だし汁……100cc

❶aをミキサーにかけてペースト状にする。❷卵を割りほぐし❶と合わせてもったりするまで泡立てる。
❸バットにクッキングペーパーを敷いて、❷を流し入れる。❹生地の上にもクッキングペーパーをかぶせ、予熱した130℃のオーブンで50分間焼く。
❺焼きあがったら、上にかぶせたクッキングペーパーを取る。
❻熱いうちに下のクッキングペーパーごと生地が割れないように巻く。❼❺を巻簾にとり、輪ゴムで抑える。
❽粗熱が取れたら巻簾とクッキングペーパーを外し、切り分ける。

お正月 63

## くわい 3/3

材料 | 10人分
---

くわい（中5個）……100g
くちなしの実……1/2 個
だし汁……150cc
砂糖……6g
塩……0.4g
薄口しょうゆ……5g

❶くわいは芽をとり、皮をむいて1cm角に切る。芽は飾り用に使うため、ゆでて皮をむいて取っておく。❷鍋に❶を入れ、あく抜きのためたっぷりの水でゆで、湯を捨てる。これを3回くり返す。❸❷にかぶるくらいの水とくちなしの実を入れ、あくを取りながらさらに30分間煮る。❹くわいに色が付き、柔らかくなったら、くちなしの実を取り出してゆで汁を捨てる。だし汁と調味料を入れてさらに煮る。❺煮汁が半分くらいになったら火を止めてくわいを取り出し、熱いうちに裏ごし器で裏ごしする。❻❺をすり鉢に入れ、残りの煮汁30ccを加えてよくする。❼❻の1/10量（1個分）をラップに入れて茶巾にしぼり、真ん中に飾り用の芽を入れる。

## 柿なます 3/3

材料 | 10人分
---

熟柿……80g
a ┌ 酢……20g
　├ 砂糖……9g
　└ 塩……0.1g
かぶ……80g
b ┌ 酢……20g
　├ 砂糖……9g
　└ 塩……0.2g
ゼラチン……3.5g
ゼラチン用酢……15g

❶柿は皮と種を取り除き、a に1時間漬ける。❷❶をミキサーにかけ、ペースト状にする。熟柿はゼラチンを加えなくても、十分にとろみがつく。❸かぶは皮をむいてイチョウ切りにし、b に1時間漬ける。❹ゼラチンを酢でふやかし、レンジで加熱して溶かしておく。❺❸をミキサーにかけ、ペースト状にし、❹を入れてよく混ぜる。❻器に❶の柿と❺のかぶを半分ずつ盛り付ける。❼冷蔵庫で3時間冷やし固める。

## 酢れんこん 3/3

材料 | 10人分
---

酢……46g
砂糖……44g
塩……1g
水……200cc
れんこん……200g
だし汁……100cc
寒天……1g
ゼラチン……1g
ゼラチン用水……5g

❶鍋に酢、砂糖、塩を入れて火にかけ、砂糖が溶けたら水を加えひと煮立ちさせる。❷ゼラチンは水でふやかしておく。❸れんこんは皮をむいてイチョウ切りにし、酢水にさらす。❹❸を半分に分け、半量をだし汁で柔らかくなるまでよく煮る。❺❹と残りのれんこんをミキサーにかけ、ペースト状にする。❻鍋に❺のれんこんペーストと寒天を入れて火にかけ、よく煮溶かして火を止める。❼❻に❷のゼラチンを加えて溶かし、よく混ぜる。❽バットにラップを敷き、厚さが1cmになるように❼を流し入れ、冷蔵庫で3時間冷やし固める。❾固まったら型で抜き、れんこんのように穴をくり抜く。

## にしんの昆布巻き 4/4

材料 | 10人分

にしんの昆布巻き(市販品)……80g
a [ 昆布……8g
　　だし汁……50cc
　　しょうゆ……10g
　　みりん……10g
　　酒……10g ]
寒天……2.5g
かんぴょう……4g
b [ だし汁……50cc
　　しょうゆ……10g
　　みりん……10g ]
寒天……3g

❶市販のにしんの昆布巻きをきざみ、すり鉢でよくすってペースト状にする。❷鍋にaを入れ、昆布が溶けるくらい柔らかくなるまで強火で煮る。❸❷をすり鉢でよくすり、ペースト状にする。❹鍋に❸と寒天2.5gを入れて火にかけ、寒天をよく煮溶かす。❺寒天が溶けたら、ラップに長方形にのばし、真ん中に❶を置いて昆布巻きのように巻く。❻冷蔵庫で2時間冷やし固める。❼かんぴょうは水でよく洗い、たっぷりの水に入れて、爪で切れる柔らかさになるまでゆでる。❽ゆであがったらザルにあげてきざむ。❾❽をすり鉢に入れ、ペースト状になるまでよくする。❿鍋に❾のかんぴょうペーストとb、寒天3gを入れ、寒天が煮溶けて煮汁がなくなるまで煮る。⓫2mmの厚さにのばし、冷蔵庫で2時間冷やし固める。⓬昆布巻きを3cmの長さに切り、かんぴょうで作った結び目をのせる

## ぶりの照り焼き 3/3

材料 | 10人分

ぶり……200g
塩……0.3g
サラダ油……5g
a [ しょうゆ……36g
　　酒……30g
　　みりん……18g
　　砂糖……9g
　　水……20g ]
だし汁……15cc

❶ぶりに塩をふり10分間おく。❷キッチンペーパーで水分を取り除き、油をひいたフライパンで表面を焼く。❸薄く焼き目が付いたらaを加え、蓋をして10分間蒸し焼きにする。aのたれは煮含める。❹焼きあがったら皮と骨を取り除き、ミキサーでペースト状にする。ミキサーにかけにくい場合は、だし汁を少しずつ加える(約15cc)。❺ぶりのように形を調える。

## 鶏の松風焼き 4/4

材料 | 10人分

鶏ひき肉……100g
卵……20g
[ 玉ネギ……100g
　長ネギ……20g
　生姜……2g
　サラダ油……5g
　水……100cc ]
赤味噌……16g
ケシの実……4g

❶玉ネギ、長ネギ、生姜は2mm幅のみじん切りにして炒める。❷❶と水をミキサーにかけてペースト状にする。❸❷に鶏ひき肉、卵、赤味噌を加え、さらにミキサーにかける。❹❸をクッキングペーパーを敷いた天板に入れ、180℃に予熱したオーブンで15分間焼く。❺焼きあがったら取り出し、すり鉢ですったケシの実をふる。❻羽子板の抜き型で抜く。

お正月 65

# 炊き合わせ

## 材料 | 10人分

里いも……100g

a:
- だし汁……120cc
- 砂糖……5g
- みりん……3g
- 薄口しょうゆ……2g

人参（金時）……100g

b:
- だし汁……60cc
- 砂糖……5g
- 薄口しょうゆ……2g
- 寒天……0.5g

新ごぼう……100g

c:
- だし汁……100cc
- 砂糖……52g
- みりん……8g
- しょうゆ……7g
- 寒天……0.2g

百合根……80g

d:
- だし汁……60cc
- 砂糖……2g
- 薄口しょうゆ……2g
- 寒天……0.3g

ほうれん草……80g
- だし汁……50cc
- 寒天……1g

### 里いも

❶里いもをよく洗い、乾かして皮をむき、一口大の大きさに切る。❷沸騰した湯に一つまみの塩を加え、❶を5分間ゆでる。❸水の中でよくもみ洗いし、ぬめりを落とす。
❹鍋に❸と a を入れ、よく煮含める。❺柔らかくなったら取り出し、裏ごしして里いものように丸める。

### 人参

❶人参は皮をむいてゆで、ミキサーでペースト状にする。
❷鍋に❶と b を入れてよく混ぜ、火にかけて寒天を煮溶かす。❸寒天が溶けたら、厚さが1cmになるように容器に流し入れ、冷蔵庫で2時間冷やし固める。❹固まったら梅型で抜く。

### ごぼう

❶ごぼうは皮をむき、すりこぎで2〜3回たたいてから、たっぷりの水で10分間ゆでる。❷ザルに上げ、1mmの小口切りにする。
❸鍋に❷と c を入れてひと煮立ちさせ、火を止めてそのまま冷ます。❹冷めたら、ミキサーでペースト状にする。❺鍋に❹と寒天を入れて火にかけ、寒天を煮溶かす。❻寒天が溶けたら、厚さが1cmになるように容器に入れ、冷蔵庫で2時間冷やし固める。❼固まったら梅型で抜く。

### 百合根

❶百合根は1枚ずつ皮をむき、汚いところは取り除く。
❷鍋に❶と d を入れてひと煮立ちさせ、火を止めてそのまま冷ます。❸冷めたらミキサーでペースト状にする。
❹鍋に❸と寒天を入れて火にかけ、寒天を煮溶かす。❺寒天が溶けたら、厚さが1cmになるように容器に入れ、冷蔵庫で2時間冷やし固める。❻固まったら梅型で抜く。

### ほうれん草

❶ほうれん草は柔らかくゆで、水にさらしてザルに上げる。❷❶をみじん切りにし、ミキサーでペースト状にする。
❸鍋に❷とだし汁、寒天を入れて火にかけ、寒天をよく煮溶かす。❹寒天が溶けたら、厚さが5mmになるように容器に入れ、冷蔵庫で2時間冷やし固める。❺固まったらさやいんげん型に切る。

### 仕上げ

里いも、人参、ごぼう、百合根を器に盛り、ほうれん草で作ったさやいんげんを飾る。

## One Point
## きび餅の作り方

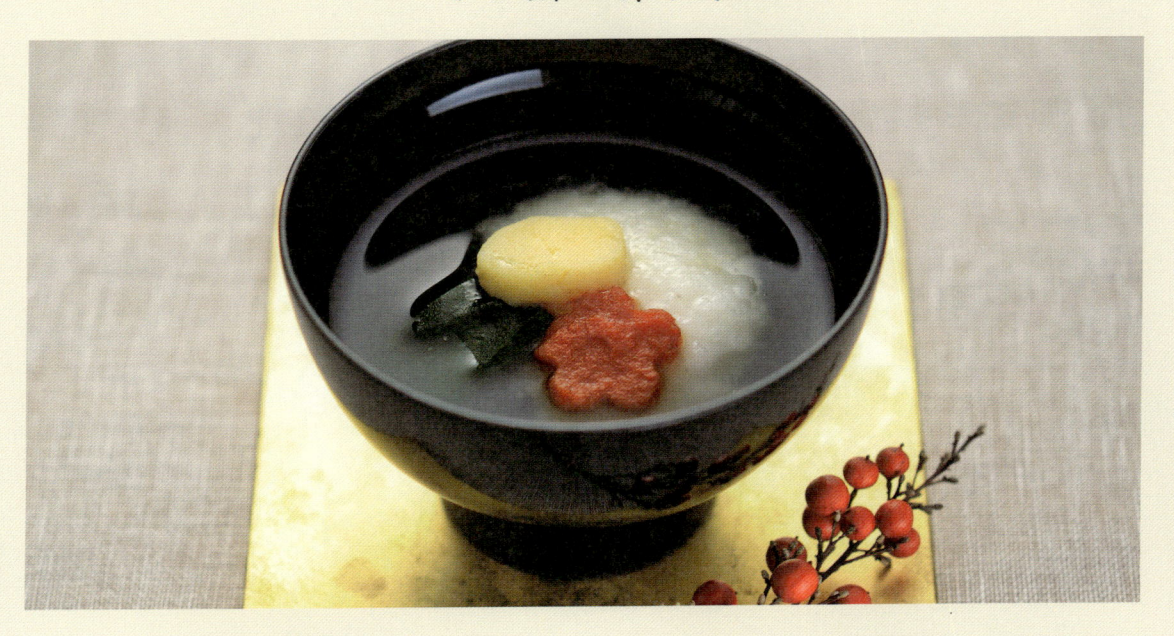

### 材料 | 4人分

きび餅（Memo参照）……100g
水 ……400cc
もち粉 ……10g
片栗粉 ……40g
山いも（粘りの強いもの）……20g

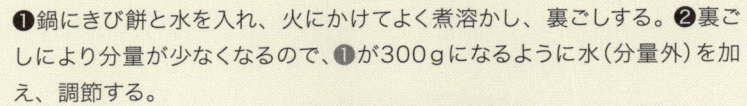

❶鍋にきび餅と水を入れ、火にかけてよく煮溶かし、裏ごしする。❷裏ごしにより分量が少なくなるので、❶が300gになるように水（分量外）を加え、調節する。
❸山いもは目の細かいおろし金ですりおろす。❹もち粉と片栗粉は合わせてふるっておく。
❺❷にもち粉、片栗粉を入れてダマにならないようによく混ぜる。❻❺に山いもを入れてさらに混ぜ、ラップをかぶせて30分間おく。
❼鍋に水を入れて火にかけ、少し泡が出てきたら弱火にし、❺をアイスクリームディッシャーで形成しながら1個ずつ入れる（写真）。お湯が沸きすぎていると、お湯に入れた時に形にならないので注意。❽丸くなるようにスプーンで素早く形を整える。❾浮き上がったら、崩れないようにひっくり返し、さらに1分間煮る。

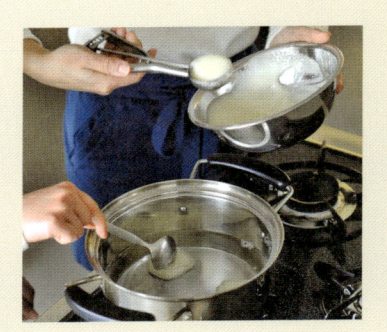

### Memo | きび餅の準備

材料：もち米　600g、餅きび　240g、餅とり粉　適宜
もち米と餅きびを合わせ、よく洗って水に浸す（冬12時間、夏6時間以上）。
餅つき機でつく。出来上がりを17個に分ける（1個約50g）。
冷凍庫で保存も可能。

## Cooking Tool
### 裏ごし器

食材をなめらかにするために使用。
いもやかぼちゃなど繊維の多いものに使い、
繊維質を少なくする。
通常、網面に食材をおいて使用する。
水分が多いものを裏ごしする場合は、
裏ごし器をひっくり返して使う。

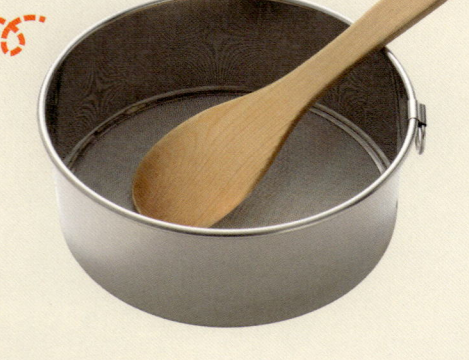

## Cooking Tool
### ミキサー

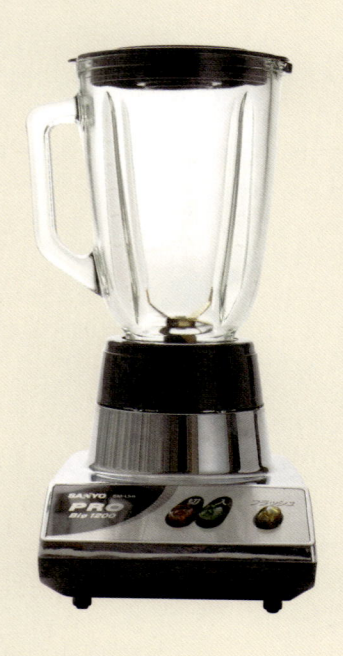

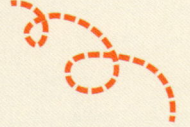

食材を細かいペースト状にする。
最初は低速で、食材が崩れたら高速に切り替える。
材料の水分が少ないと回りにくい。
少量用のオプションが付いている場合もあり、
材料が少ないときに使う。

おはなし

# みんなでいっしょのテーブルを囲むために

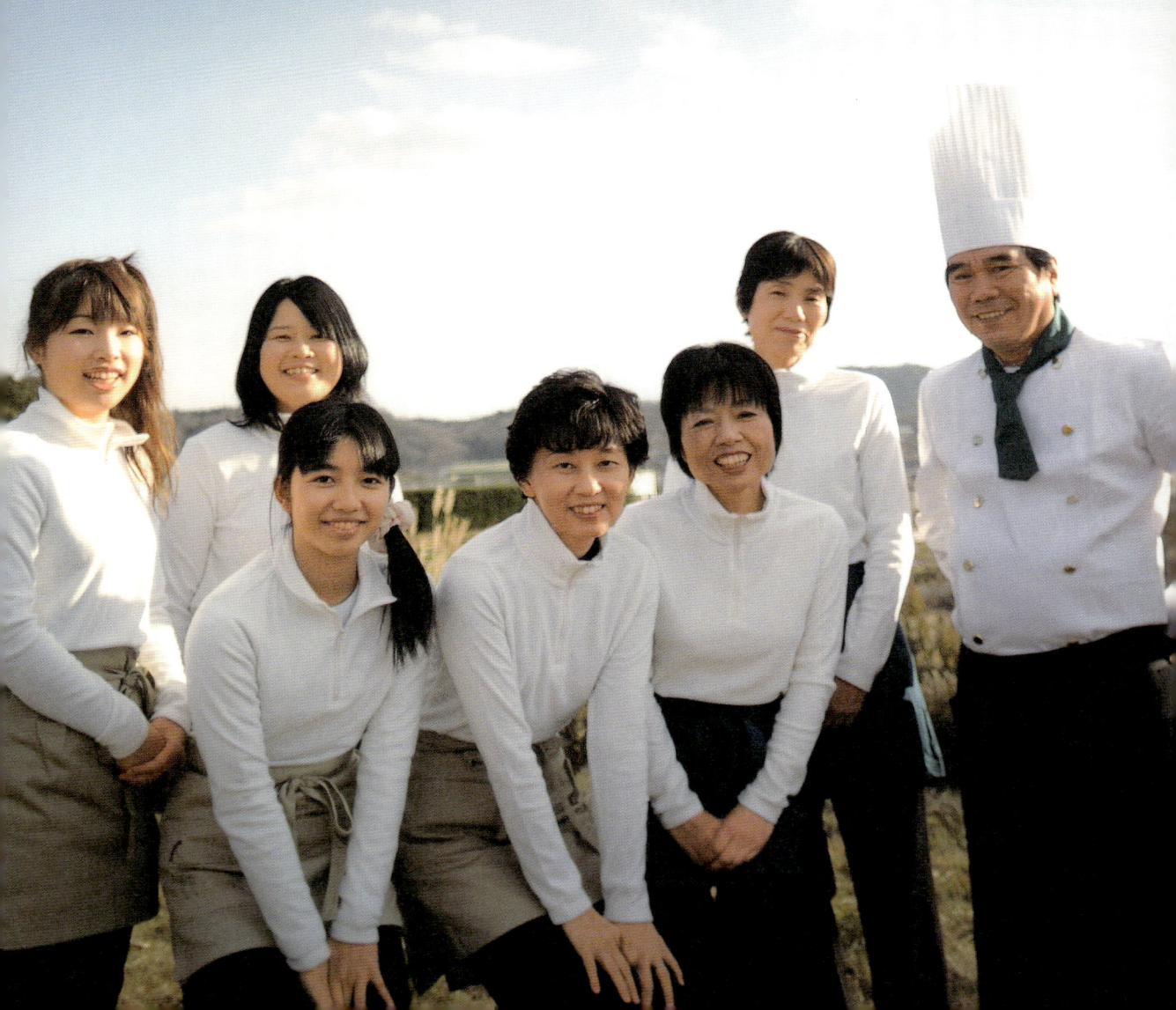

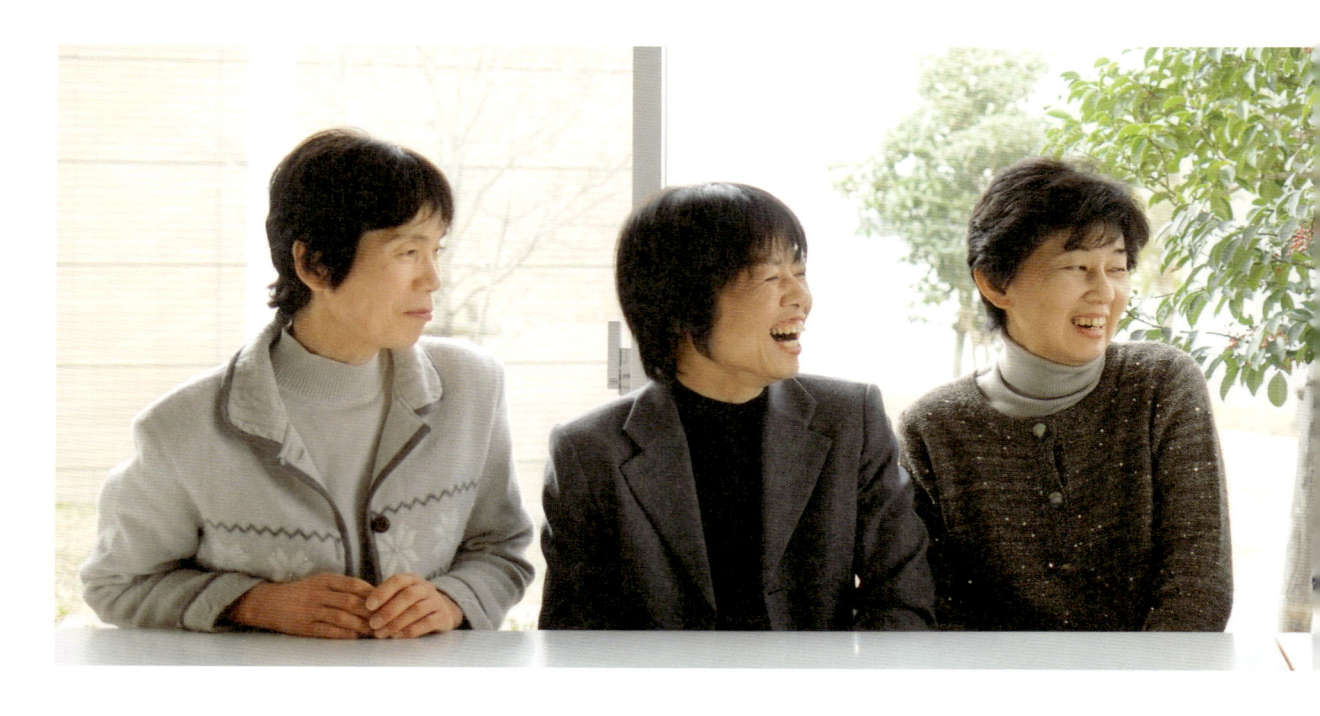

## なぜ、嚥下調整食のコースをつくりはじめたのか

**柚木** さまざまな事情で、年末年始を病院やいろいろな高齢者用の施設で過ごす高齢者の方が増えてきました。帰省してきたご家族がお孫さん達を連れてお見舞いにやってきます。もし、自宅で過ごしていれば、みんなで一つのテーブルを囲んで食事をする機会です。でも、「おじいちゃん、むせてしまって、食べられないみたいだよ」ということになると一緒に食事をする時間が過ごせない。本来ならもっと楽しい時間が過ごせるはずなのに。

だから、嚥下障害のある方でも、胃瘻を作ってもらっている方でも、みんなと一緒に食べられる、味わえるメニューがあればと思っていました。

お年寄りが肺炎などから回復した時、嚥下機能の回復の度合いをみるために、わたしたちの病院では番茶にとろみ剤（増粘剤）を入れて、とろみをつけたものを飲んでみてもらいます。その時にお茶を口の中にずっとためていたり、飲んでもらえなかったりすると、通常は嚥下機能が戻っていないと判断していましたが、ある日そのお茶をわたしも飲んでみたら、おいしくなかったんです。

おいしくなくて飲まないのでは、検査になりません。そこで栄養科のスタッフに相談したんです。

**草谷** それで、いろいろと工夫してみました。市販されているとろみ剤は「味が変わらない」と書いてあります。でも、やはり味は変わるんです。寒天やゼラチンを使ってもみたんですが、固さのバランスと固まる時間がなかなかうまくいかず、悩んでいました。そのころから、嚥下障害のある方の食事も作っていましたが、見た目がすべて同じペースト状であるため、患者さんから「これは何ですか？」と聞かれたりもしました。

そうしていたところ、料理研究家の辰巳芳子先生が「いのちのスープ」というのを作っていると知りました。レシピをみるとそのスープにとろみがついているので嚥下障害のある方にもよいのではないかと話していました。

**柚木** ちょうどその頃、東京のあるホテルで辰巳先生が素敵な食事をされている記事を雑誌で見つけたんです。普通の方と嚥下障害のある方が一緒にフレンチのフルコースを食べられるようにメニューを作ったホテルのレストランでした。早速予約を入れてみんなで東京まで行きました。3年程前の話です。

その時の食事で何よりもびっくりしたのは美しさで

みんなでいっしょのテーブルを囲むために

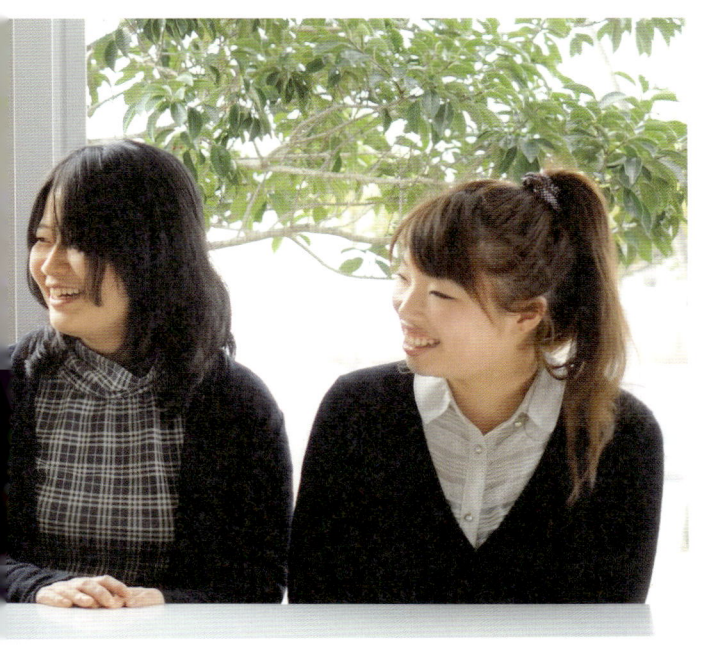

す。とても美味しそう。ボーイさんが一品ずつ優雅に運んでくれる食事は、一見どちらが普通の食事で、どちらが嚥下障害のある方のための食事かわからない位でした。

**草谷**　違いは、一方がフォークとナイフ、片方はスプーンというだけです。

　一緒にテーブルに向ってナプキンを膝において食べました。これはわたしたちの病院にも取り入れることができるんじゃないかと思ったんです。それで、とにかく試作してみました。まず、わたしたちの研究会で試食会を開いたんです。これが好評だったので、次に入院中の嚥下障害のある方に病棟の食堂や病室で

コースやお弁当の食事を出して、ナプキンをつけて、スプーンもレストランのようにちょっとおしゃれにしてみました。

**上山**　そうしたら、療養病棟の100歳の患者さんに「今まで生きてきたなかで一番美味しかった」といわれたんです。それくらい喜んでいただきました。施設や病院では同じ食事の繰り返しが多くなるので、このようなコースにすると雰囲気が変わるんでしょうね。食器も変えてみたら、反応が違いました。

**加賀**　それまで、全然食べなかった患者さんに食べてもらえた時は、うれしかったです。ペースト食を出しても食べる気にならなかった患者さんが、食べてみようかと思ってくれたようで、その時は5割も食べてくれたんです。

**上山**　認知症の方も、このようなメリハリのついたものが出てくると「食べてみよう」と思ってくださるようです。

**柚木**　患者さんも病院の食事については、少しあきらめているんですね。ペースト状で見た目が悪いけど、むせないようにしてあるので、仕方がないかなと思っていたところがあると思うんです。

**草谷**　嚥下障害のある方にとって、病院の食事がいかに単調であったかということを示していて、それは

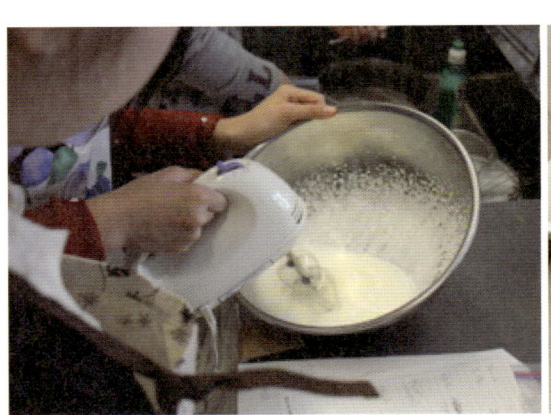

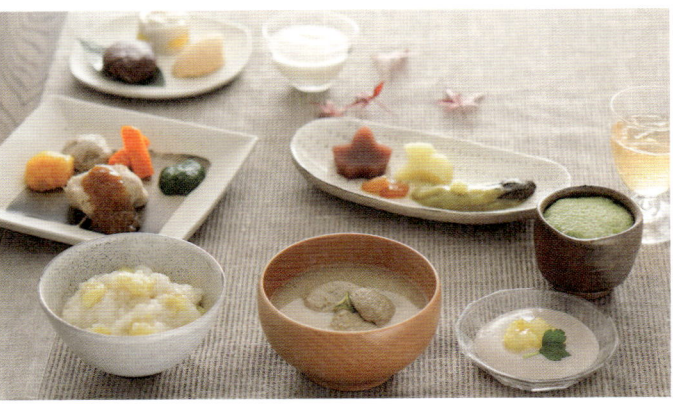

おはなし 71

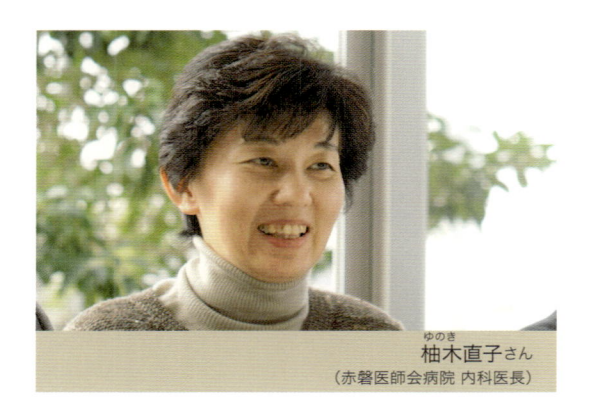

柚木直子さん
(ゆのき)
(赤磐医師会病院 内科医長)

わたしたちの反省点でもあると思います。この本で紹介しているなかから、一品、二品だけでもよいから、通常のペーストの食事のなかに加えてみるとよくわかります。まずは、その特別な一品から食べようとされます。当院でも月に1回は、このレシピのなかの一品をいつもの病院食に取り入れるようにしています。

そして、季節の行事にあわせてコースやお弁当をお出ししています。

## どんなものでも、食べてもらいたい、飲んでもらいたい

**草谷** 患者さんの嚥下障害の程度を医師が嚥下ピラミッド（74ページ参照）のL0からL5の範囲で判断して、わたしたちはそれにあわせて食事を作っています。柚木先生が病棟を回っていて、患者さんが「ビールが好き」といわれると、その要望をわたしたちに伝えます。病棟でアルコールを出すことになるので、「ビールを出してもいいんですか?」とたずねるのですが、「いいよ、いいよ」と先生はいうんですよ（笑）

**上山** 少量のアルコールで食欲が増すなら、それもいいじゃないかということですよね。何回も試作しました。患者さんにも試食してもらいました。ビールでは銘柄を指定してもらうこともありました。

**草谷** アルコールのリクエストは、よくあるんです。日本酒、焼酎、ビールの風味が味わえる程度だけれども、かおりがすると食がすすむようです。

そういう日々の積み重ねでメニューが増えてきました。

**上山** その一つが、この本でも紹介していますが、カレーライスです（24ページ参照）。

**勝井** 嚥下障害のある方は、辛い物、香辛料はだめって思っている人も多いと思うし、おかゆとカレーの組み合わせもちょっと無理に思えてしまう。

**上山** 辛みをおさえてカレーライスを出したら、喜んで食べてもらえました。普通、病院のペースト食のメニューにカレーライスなんてないんです。

**加賀** みんなが普通に食べているものを、嚥下障害のある患者さんにも食べてもらいたい。

美味しいものを食べたい気持ちは、誰でも一緒ですよね。

## 見た目と口溶けに、とことんこだわりました

**草谷** 勝井さんは、おかゆにとてもこだわったんです。

**勝井** おかゆが食べられるような嚥下障害の程度が少し軽い方でも、米の粒をペッと出す方がいるんです。つぶつぶ感がのどに残るから。だからできるだけ、つぶつぶ感が口に残らないように工夫しました。たとえば五分粥を使ってちらし寿司を作りたいのだけれど、

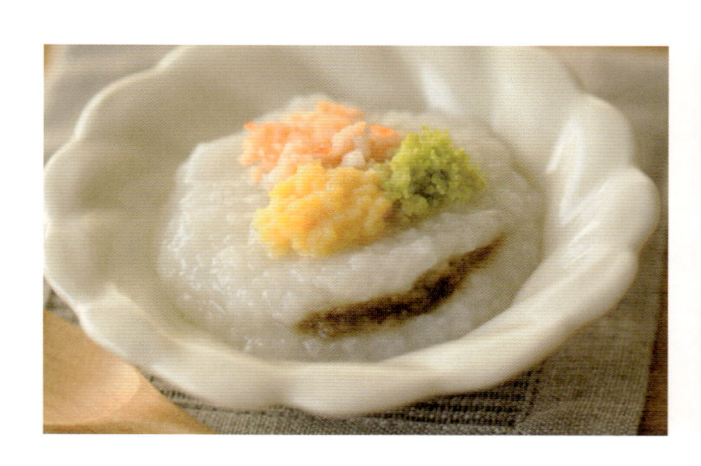

みんなでいっしょのテーブルを囲むために

ミキサーを使って粒がなくなるのは避けたい。見た目に粒があり「ご飯を食べている」とわかって、口に入れたら溶けるようなものを作りたかったんです。そのために土鍋で炊く時に蓋に重しをのせて炊いてみました。圧力鍋でもいいのですが、ご高齢の方では圧力鍋は扱いが苦手な方も多いだろうし、どの家庭にもあるもので作れるように考えました。重しをのせて土鍋でご飯を炊くと、おかゆなのにふっくらとして、粒が残りながらも、口の中では溶けてしまいます。

**草谷** お米にも気を使ったのよね。

**勝井** 飲み込みやすくするために粘りがないほうがよいので、岡山なら朝日米でした。

**上山** 自宅で嚥下調整食を作るときに、気をつけたほうがいいことをアドバイスしてあげるとしたら、どんなことかしら。

**勝井** 味は普通どおりでよいのですが、あまり辛みが強いものは避けた方がよいです。

また、なんでも水分をちょっと多めにします。水分が少ないとミキサーで混ぜにくいです。

**加賀** ケーキを作る時も同じです。パサパサしないように特にこだわったのは、スポンジでありながら、口溶けとのどごしがよいという点です。水分が多すぎるとケーキっぽくならない。カステラをミキサーにかけて

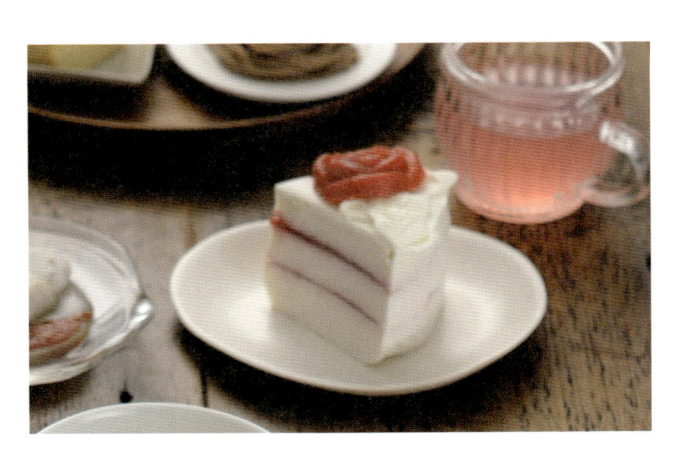

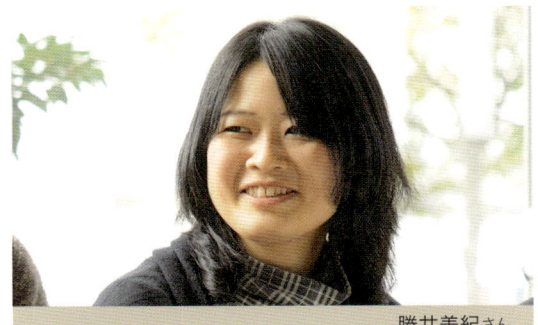

勝井美紀さん
（日清医療食品株式会社 管理栄養士）

牛乳を足し、ゼラチンを足すとただの牛乳ゼリーになってしまうので、何度も試作をして、ちょうどよい感じにもっていくのが大変でした。この感覚が伝わるようにレシピにも書いたつもりです。

## この本のレシピメニューと嚥下ピラミッド

**柚木** 嚥下障害のある患者さんの嚥下障害の程度にあわせた食事形態の表現として、嚥下食ピラミッド（74ページ参照）というのがありますが、わたしたちはこの点にもこだわりました。

この本のすべてのコースメニューは、一つのコースで嚥下の各段階を一つずつ含んでいて、一つのコースで嚥下訓練ができるようになっています。

**上山** 少し専門的な話になりますが、この加賀さんの工夫を嚥下食ピラミッドから見た時、たとえば、クリスマスケーキ（92ページ参照）の生地とイチゴゼリーの組み合わせは、とても興味深いんです。

**加賀** クリスマスケーキの生地は少し付着性が高いのですが、イチゴゼリーと一緒に食べることで、付着性が弱まり飲み込みやすくなります。だから粘度が調整されるんです。

（注：嚥下食ピラミッドは付着性、凝集性、固さ、均一性から飲み込みやすさを数字で段階分けしています）

**草谷** 嚥下食ピラミッドは均質な食材一つずつでしか評価しません。ただ単に一つの素材で「付着性が出

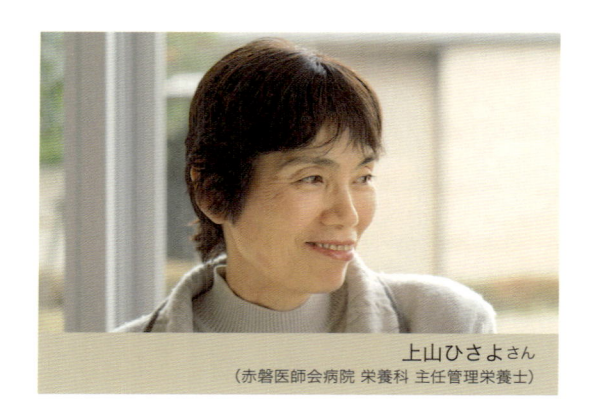

上山ひさよさん
（赤磐医師会病院 栄養科 主任管理栄養士）

るから飲み込みが悪い食品」と考えるのではなく、クリスマスケーキの生地とイチゴゼリーを一緒に食べることで、お互いの欠点である付着性と固さの問題点が解決できると考えることも必要です。

**柚木** すべてを混ぜてしまえば嚥下食ピラミッドで評価することはできるかもしれない。けれども、実際に

## 嚥下食ピラミッドと嚥下調整食5段階（案）

嚥下調整食の摂食訓練段階を示す基準として、有名なものに「嚥下食ピラミッド」があります（図）。食品の物性、つまり食品のかたさ、付着性、凝集性、均一性の組み合わせにより、嚥下のしやすさに統一した段階付けをした初めての基準です。この嚥下食ピラミッドでは、食品を嚥下開始食から普通食までの6段階に分類しています。食品の嚥下の難易度をレベルで表し、物性的に均一な嚥下開始食のレベルをL0と表し、普通食のL5に向けて段階を付けて表現しています。脳卒中などによる摂食、嚥下障害者にはL0からはじまってL5へすすむ訓練を、加齢により摂食、嚥下機能の低下した高齢者ではL5から状態にあわせてL0へとすすめていくというように、双方向に使用されます。

嚥下食ピラミッドには、食品の物性が測定できないとレベル分類ができないなど、内容的に議論の残るところがあり、それを補うべくさまざまな基準が作られています。しかし、種類が多くなりすぎかえって混乱を招いているため、一般社会にもわかりやすい統一基準を作ろうという試みが、日本摂食・嚥下リハビリテーション学会からなされています。これが表に示した「嚥下調整食5段階（案）」（嚥下調整食

### 表 嚥下調整食5段階（案）

| コード | 名 称 | 内容・特徴 |
|---|---|---|
| 1 | 嚥下訓練ゼリー食 | 重度の症例に評価も含め訓練する段階。均一で、付着性・凝集性・硬さに配慮したゼリー。残留した場合にも吸引が容易なもの。少量をすくってそのまま丸のみ可能。 |
| 2 | 嚥下調整ゼリー食 | 付着性、凝集性、硬さに配慮したゼリー・プリン状のもの。口腔外でスプーンですくって食塊状にすることができる。 |
| 3 | 嚥下調整ピューレ食 | 咀嚼は不要。ピューレ・ペースト・ムース・ミキサー食などのうちべたつかず、まとまりやすいもの。粒状のものの混在した不均一なものでも、その粒が充分軟らかく、また小さければ（飯粒半分程度）ここに含まれる。 |
| 4 | 嚥下調整やわらか食 | 形があるが、歯がなくても押しつぶしが可能で、かつ食塊形成や移送が容易で、咽頭でばらけず嚥下しやすいように配慮されたもの。<br>例）つなぎを加えてある軟らかいハンバーグの煮込み<br>　　大根や南瓜の軟らかい煮込みで汁にもとろみのついたもの<br>　　酸素処理した肉・魚・根菜など |
| 5 | 嚥下調整移行食 | 誤嚥と窒息のリスクを配慮して素材と調理方法を選んだ食事。硬くない、バラけにくい、貼りつきにくいもの。箸で食べられるものも含む。箸やスプーンで切れる、ナイフは不要。 |

みんなでいっしょのテーブルを囲むために

口にするものとは違ってしまうということよね。

**加賀** クリスマスケーキは食べるとL2くらいになっていると思います。

**草谷** 嚥下障害のある方の食事の段階を嚥下ピラミッドだけでは、表現しきれない時もあるし、一般の方には理解が難しい。たとえば、L0では口のなかでま

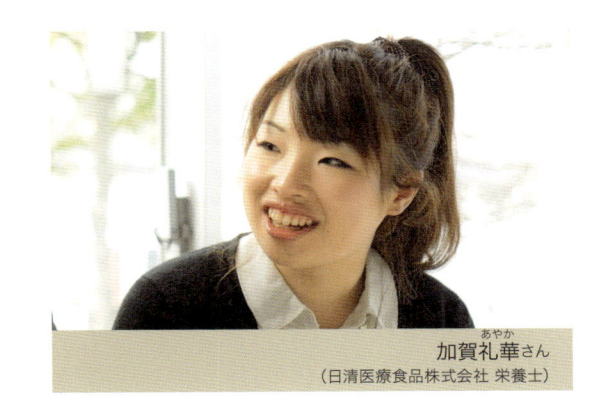

加賀礼華さん
（日清医療食品株式会社 栄養士）

特別委員会試案）です。嚥下機能に配慮して形態を調整した食品を、コードと名称で示す5段階に分類しています。まだ試案の段階なので今後の議論によって修正、変更されていくものではありますが、現段階でも非常にわかりやすい記載になっていますので、本書では「嚥下食ピラミッド」のレベルと「嚥下調整食5段階（案）」のコードを各メニューに併記しました。それにより、たとえば食品の物性が測定できず、「嚥下食ピラミッド」で分類できない場合でも、「嚥下調整食5段階（案）」では「コード2、ゼリー食」と内容がわかりやすく表現されているため、分類することが可能となりました。

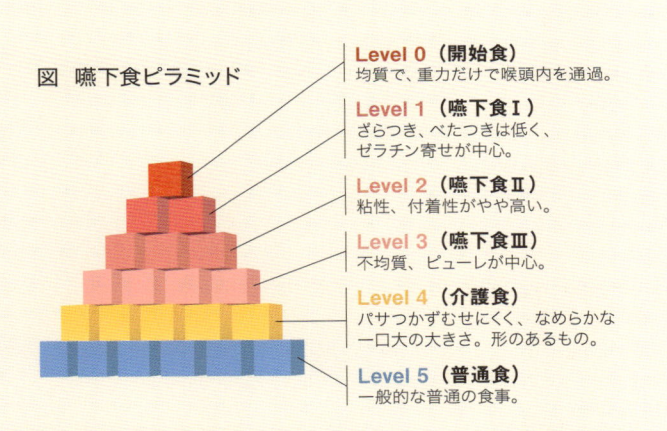

**図　嚥下食ピラミッド**

**Level 0（開始食）** 均質で、重力だけで喉頭内を通過。
**Level 1（嚥下食Ⅰ）** ざらつき、べたつきは低く、ゼラチン寄せが中心。
**Level 2（嚥下食Ⅱ）** 粘性、付着性がやや高い。
**Level 3（嚥下食Ⅲ）** 不均質、ピューレが中心。
**Level 4（介護食）** パサつかずむせにくく、なめらかな一口大の大きさ。形のあるもの。
**Level 5（普通食）** 一般的な普通の食事。

| 備考 | 互換性 | 嚥下障害重症度名称案 | 咀嚼障害重症度名称案 |
|---|---|---|---|
| | 嚥下食ピラミッド L0<br>特別用途食品Ⅰ | 重度 | 重度 |
| 肉・魚などのすり身のゼリーでも、軟らかさやなめらかさが適切ならここに入るものもある。 | 嚥下食ピラミッド L1L2<br>特別用途食品Ⅱ | 中等度 | 重度 |
| ミキサー食のうち、管を通すことのできるようなもの、飲むことが主体になるようなサラサラの液体状のものはここに含まれない。<br>ある程度形があり、スプーンで食べるものである。 | 嚥下食ピラミッド L3<br>特別用途食品Ⅲ<br>UD定義の4<br>（UD：ユニバーサルデザインフード） | 軽度 | 重度 |
| 2との違いは、2ではペーストをゲル化剤などで再形成したようなものが主となるが、4では自然な外観のものでかつ物性に配慮されたものが主となる。<br>いったんすりつぶしてから再形成したような<br>市販介護食は物性によって2〜4のいずれかに入る。 | 嚥下食ピラミッド L4<br>高齢者ソフト食<br>UD定義の3 | 軽度 | 中等度 |
| シチューなど、一般食でもここにはいるものもある。<br>標準的要介護高齢者対応食。 | 嚥下食ピラミッド L4<br>高齢者ソフト食<br>UD定義の1・2 | 軽度 | 軽度 |

日本摂食・嚥下リハビリテーション学会雑誌 第15巻第2号221頁より転載

おはなし 75

みんなでいっしょのテーブルを囲むために

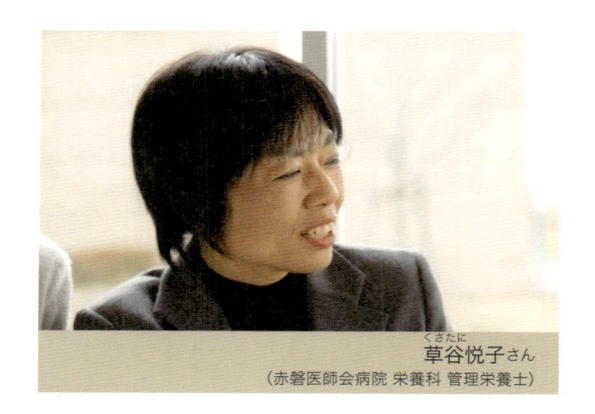

草谷悦子さん
（くさたに）
（赤磐医師会病院 栄養科 管理栄養士）

とまっていて、のどをスムースに通過するものが求められます。こういう嚥下調整食をもっと一般的なわかりやすい表現で表そうと「日本摂食・嚥下リハビリテーション学会」が嚥下調整食5段階（案）というのを作成しています。まだ試案の段階ですが、大変わかりやすいので、この本のレシピには嚥下ピラミッドと嚥下調整食5段階（案）を併記しました。

## 一緒の食事を大事にしよう

**上山** 退院すると自宅でペースト食なんて作れないという方がいらっしゃいます。
　とろみ剤を入れたりするとおいしくないから、食べなくなる。そうすると食欲不振から入院につながってしまう。無理して普通食を食べて、誤嚥性肺炎を発症して再入院してくる方も多いです。この本のようなメニューを毎日の食事で作るのは大変かもしれないけれど、季節ごと、行事の時など一品だけでも作って食べてもらえればと思います。

**草谷** 家族がいっしょのメニューを食べて欲しい。いつも食べているものをミキサーでペーストにすればいいんです。とろみはおいもやマヨネーズ、はんぺんなどでもつきます。肉じゃがだって、おいもが入っているのでとろみはつきます。そうやって嚥下障害のある方の食事を作ってもらえればと思います。

**柚木** 赤ちゃんの離乳食といっしょです。赤ちゃんはおいしくないものは食べないから、お母さんは一生懸命工夫して作って、お皿などにも気を使います。高齢者の方のためのペースト食でも同じようにして、いっしょのテーブルを囲んで欲しい。数少ない機会をいかして、食事の時間を大切にして欲しいと思います。

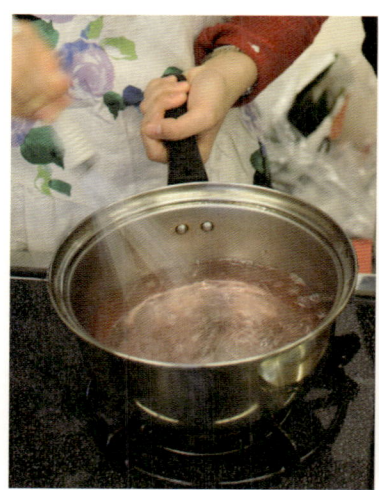

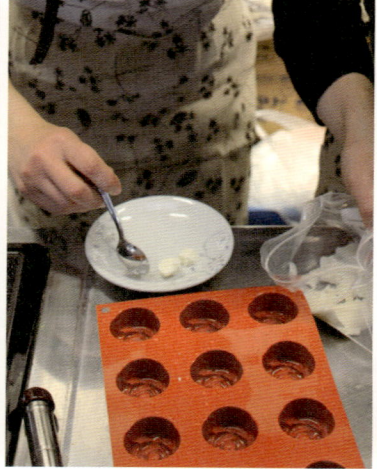

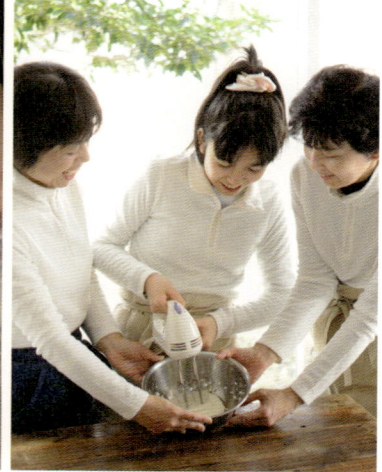

# ドリンク

ビール
シャンパン
ひいさんの甘酒
しそ酒
お屠蘇

ミックスジュース
サイダー
牛乳
麦茶
ハーブティー
抹茶
緑茶

ひいさんの甘酒

シャンパン

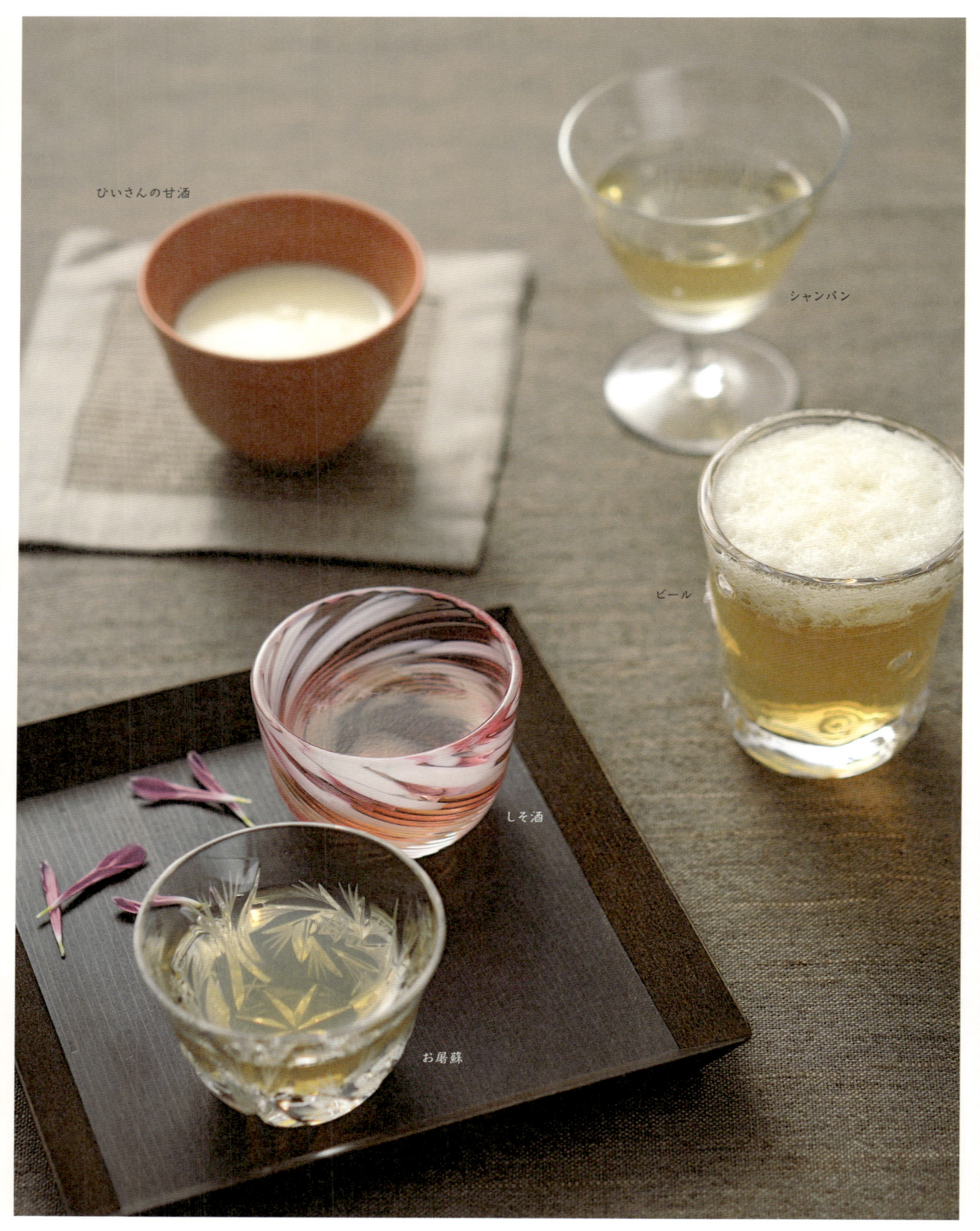

ビール

しそ酒

お屠蘇

## ビール

### 材料 | 4人分

- ビール（常温）……300g
- 水……50cc
- グラニュー糖……2g
- ゼラチン……7.2g
- ゼラチン用水……50g

**ビールの泡**
- ビール（常温）……40g
- ゼラチン……2g
- ゼラチン用ビール……10g

❶ゼラチンは水でふやかしておく。❷水にグラニュー糖を入れ、レンジで10秒間加熱しよく溶かす。❸ゼラチンをレンジで30秒間加熱する。❹❷と❸をよく合わせておく。❺ビール300gを泡立て器で混ぜながら❹を少しずつ入れ、よく混ぜる。❻4つのグラスに分けて、冷蔵庫で6時間冷やし固める。
❼ビールの泡を作る。ゼラチンはビール10gでふやかし、レンジで10秒間加熱して溶かす。
❽ビール40gに❼を入れてよく混ぜ、ハンドミキサーで細かい泡をしっかり立てる。泡用のビールは、ゼラチンがダマにならないよう必ず常温のものを使用する。❾ビール液がすべて泡になったら、冷蔵庫で4時間冷やし固める。
❿泡が固まったら、❻の上に飾る。

## シャンパン

### 材料 | 4人分

- シャンパン……170g
- 水……50cc
- グラニュー糖……10g
- 寒天……0.5g
- ゼラチン……3g
- ゼラチン用シャンパン……30g

**シャンパンの泡**
- シャンパン（常温）……40g
- ゼラチン……2g
- ゼラチン用シャンパン……10g

❶ゼラチンはシャンパン30gでふやかしておく。❷鍋にシャンパン170g、水、グラニュー糖、寒天を入れて火にかけ、寒天を煮溶かす。❸寒天が溶けたら、火を止めて❶を入れて溶かし、よく混ぜる。❹4つのシャンパングラスに分け、冷蔵庫で6時間冷やし固める。
❺泡を作る。ゼラチンはシャンパン10gでふやかし、レンジで10秒間加熱して溶かす。❻シャンパン40gに❺を入れてよく混ぜ、ハンドミキサーで細かい泡をしっかり立てる。泡用のシャンパンは、ゼラチンがダマにならないよう必ず常温のものを使用する。❼シャンパン液がすべて泡になったら、冷蔵庫で4時間冷やし固める。
❽泡が固まったら、❹の上に飾る。

## ひいさんの甘酒 2/2

材料 | 4人分

絹ごし豆腐……70g
牛乳……130g
甘酒（薄めるタイプのもの）……200g
［ゼラチン……2.8g
　ゼラチン用水……30g

❶ゼラチンを水でふやかしておく。❷豆腐はレンジで90秒間加熱し、キッチンペーパーで包んで10分間おき、水分を切る。❸牛乳、甘酒を火にかけ、沸騰する前に火を止め、❶を加えてよく溶かす。❹❷、❸を合わせ、ミキサーにかけペースト状にする。❺4つのぐい呑みに分けて、冷蔵庫で6時間冷やし固める。

## しそ酒 1/0

材料 | 4人分

しそ酒……170g
［ゼラチン……3.2g
　ゼラチン用のしそ酒……30g

❶ゼラチンはしそ酒でふやかしておく。❷❶をレンジで30秒間加熱して溶かし、しそ酒に入れてよく混ぜる。❸4つのぐい呑みに分け、冷蔵庫で6時間冷やし固める。

※しそ酒、日本酒はお好みのものでOK。本書では、しそ酒は「しそ便り」、日本酒は「純米吟醸 桃の里」（どちらも赤磐酒造［岡山県］）を使用。

## お屠蘇 2/1

材料 | 4人分

屠蘇散を漬けた日本酒……60g
［ゼラチン……0.1g
　ゼラチン用水……5g

❶市販の屠蘇散（ティーバッグ）を日本酒に6～7時間漬ける。❷ゼラチンは水でふやかしておく。❸❶の日本酒を火にかけアルコール分をとばす。❹火を止め、❷のゼラチンを加えて溶かす。4つのおちょこに分け、冷蔵庫で6時間冷やし固める。

Cooking Tool
# 電子はかり

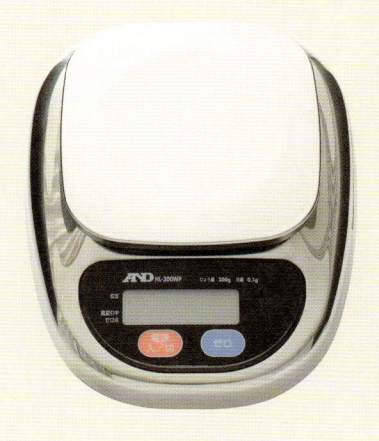

粘度をきちんと調整するため、
一般的に家庭で使われるものよりも細かく精密に
(最小目盛り0.1g) 量れるものがあるとよい。
少量の場合は水もグラムで量る。
鍋ごと量る場合があるので、
500g、1kgのはかりもあると便利。

ハーブティー

抹茶

緑茶

麦茶

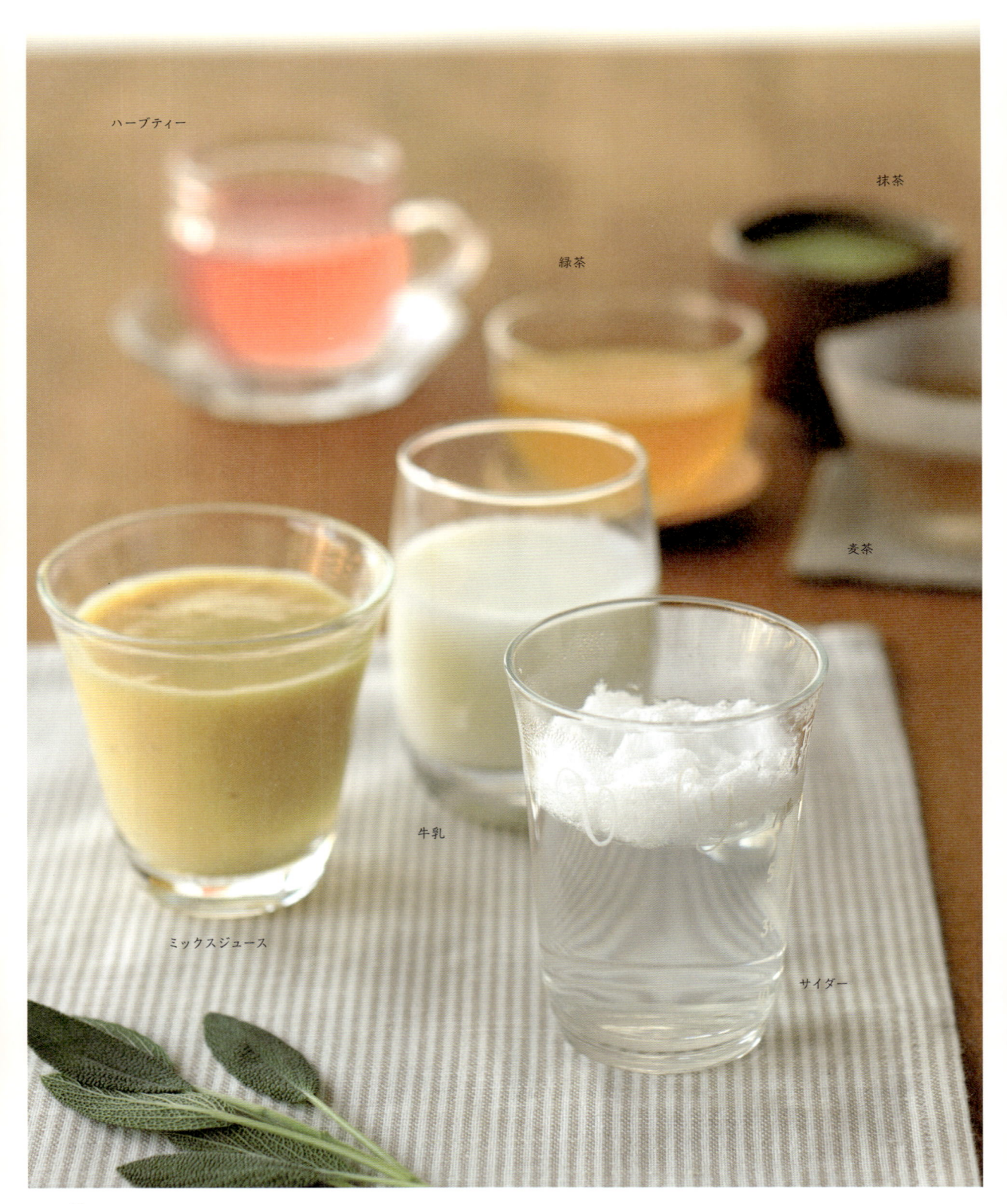

牛乳

ミックスジュース

サイダー

82 ドリンク

## ミックスジュース 3️⃣3️⃣

材料 | 10人分

バナナ……150g
桃(缶)……70g
みかん(缶)……70g
パイナップル(缶)……60g
はちみつ……44g
牛乳……300g
缶詰の汁……50cc
レモン汁……3g

材料をすべてミキサーに入れ、ペースト状にする。とろみはバナナの量で調整する。

## サイダー 1️⃣0️⃣

材料 | 4人分

サイダー……200g
水……50cc
グラニュー糖……10g
寒天……0.5g
［ゼラチン……3g
　ゼラチン用サイダー……30g］

### サイダーの泡
サイダー(常温)……40g
［ゼラチン……2g
　ゼラチン用サイダー……10g］

❶ゼラチンはサイダー30gでふやかしておく。❷サイダー200gと水にグラニュー糖、寒天を加えて火にかけ、寒天を煮溶かす。❸寒天が溶けたら火を止め、❶を入れ溶かす。❹4つのグラスに分けて、冷蔵庫で4時間冷やし固める。❺泡を作る。ゼラチンはサイダー10gでふやかし、レンジで10秒間加熱して溶かす。❻常温のサイダー40gに❺を入れてよく混ぜ、ハンドミキサーで細かい泡をしっかり立てる。泡用のサイダーはゼラチンがダマにならないよう、必ず常温のものを使用する。❼サイダー液がすべて泡になったら、冷蔵庫で約4時間冷やし固める。❽泡が固まったら、❹の上に飾る。

## 牛乳 2️⃣1️⃣

材料 | 4人分

牛乳……80g
水……100cc
砂糖……21g
寒天……0.7g
［ゼラチン……2g
　ゼラチン用水……20g］

❶ゼラチンは水でふやかしておく。❷牛乳に水、砂糖、寒天を入れて火にかけ、よく煮溶かす。❸寒天が溶けたら火を止め、❶を入れて溶かす。❹4つのグラスに分け、冷蔵庫で4時間冷やし固める。

## 麦茶

材料 | 4人分

　　麦茶……320g
　　砂糖……4g
　　⌈ゼラチン……6g
　　⌊ゼラチン用麦茶……30g

❶ゼラチンを麦茶でふやかしておく。❷鍋に麦茶と砂糖を入れ、火にかける。❸砂糖が溶けたら火を止め、❶を入れよく混ぜて溶かす。❹4つのグラスに分け、冷蔵庫で6時間冷やし固める。

## 抹茶

材料 | 4人分

　　抹茶粉……2g
　　片栗粉……18g
　　砂糖……9g
　　水……400g

❶抹茶粉と片栗粉はよくふるっておく。❷鍋に水を入れ、すべての材料をダマにならないように溶かす。❸火にかけて、ダマにならないようによく混ぜる。とろみがつき、透明感が出ればできあがり。4つのぐい呑みに分ける。

## ハーブティー

材料 | 4人分

　　ハーブティー……350g
　　グラニュー糖……60g
　　寒天……0.9g
　　⌈ゼラチン……4g
　　⌊ゼラチン用ハーブティー……50g

❶ゼラチンをハーブティーでふやかしておく。❷鍋にハーブティーと寒天、グラニュー糖を入れて火にかけ、よく煮溶かす。❸寒天が溶けたら火を止め、❶を入れ、よく混ぜて溶かす。❹4つのグラスに分け、冷蔵庫で6時間冷やし固める。

## 緑茶

材料 | 4人分

　　緑茶……300g
　　砂糖……4g
　　⌈ゼラチン……6g
　　⌊ゼラチン用緑茶……50g

❶ゼラチンは緑茶でふやかしておく。❷鍋に緑茶と砂糖を入れ、火にかけて溶かす。
❸砂糖が溶けたら火を止め、❶を入れ、よく混ぜて溶かす。❹4つのぐい呑みに分け、冷蔵庫で6時間冷やし固める。

# デザート

桜餅
くず餅
柏餅
おはぎ
正月羊羹
花籠ゼリー

アップルタルト
かぼちゃケーキ
クリスマスケーキ
モンブラン
ガトープリマージュ

みかんゼリー
りんごゼリー
ぶどう (ピオーネ) ゼリー
マスカットゼリー
すいかゼリー
かぼすゼリー

あやのひな祭りムース
餡でムース
黒豆ムース
バナナのムース
白桃ムース
柿のムース
梨のムース

正月羊羹　おはぎ

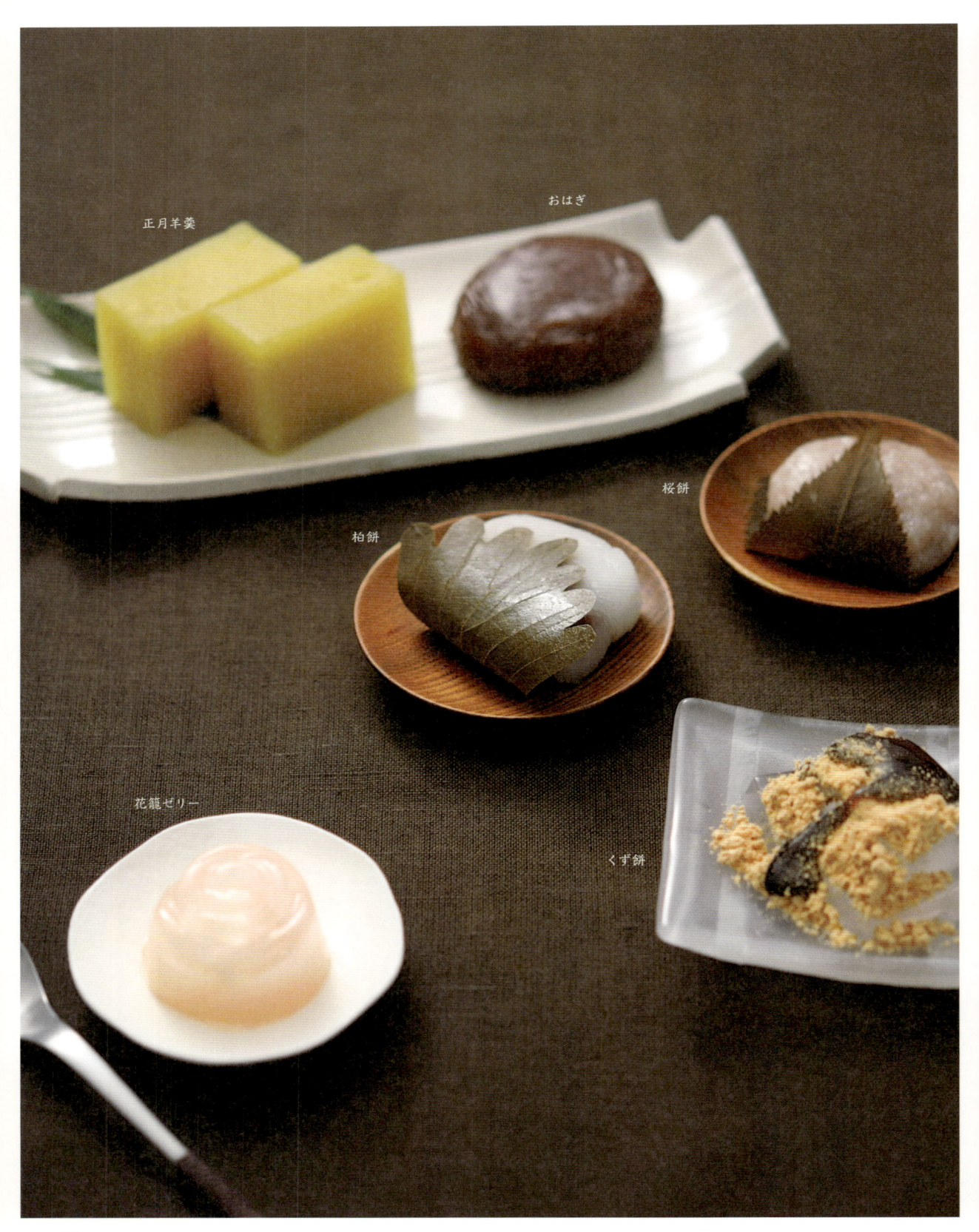

桜餅

柏餅

花籠ゼリー

くず餅

# 桜餅

## 材料 | 4人分

a
- さらしあん (砂糖なし) ……20g
- 砂糖……30g
- 水……30cc

b
- 五分粥 (10ページ参照) ……100g
- わらびもち粉……10g
- 砂糖……18g

- 桜フレーク (17ページ参照) ……3g
- 桜の葉……4枚

## A 餡

❶ a を混ぜてラップをし、レンジで1分間加熱する。❷レンジから取り出してよく混ぜ、さらにレンジで1分間加熱する。❸粗熱が取れたら、4等分して丸めておく。

## B 生地

❶ b をよく混ぜ、ラップをしてレンジで30秒間加熱する。❷レンジから取り出し、ダマが残らないように泡立て器でよくかき混ぜる。❸再びラップをして30秒間加熱する。❹ a が透明になるまで、❸を3回くらい繰り返す。❺❹に桜フレークを入れてよく混ぜる。

## 仕上げ

❶直径5cmの平小皿にラップを敷き、B の生地の1/4量（1個分）を入れ、真ん中が厚くなるように広げる。❷真ん中に A の餡を入れ、ラップごと丸く包み込む。合わせ目はよく閉じておく。❸冷蔵庫で4時間冷やし固める。触って弾力が出てくればOK。❹固まったらスプーンを使って、端からゆっくりラップをはがす。1ヶ所はがれればくるりと取れる。❺桜の葉で包む。または、桜の花の塩漬け（塩抜きしたもの）を飾る。

# くず餅

## 材料 | 4人分

- くず粉……1g
- 水……125cc
- グラニュー糖……50g
- 寒天……0.5g (L1)、
  　　　　0.2g (L0)
- ゼラチン……2g
- ゼラチン用水……25g
- 黒みつ……20g
- きな粉……4g
- 砂糖……4g
- 水……10g

## L1 のくず餅

❶ゼラチンを水でふやかしておく。❷鍋に水、くず粉、グラニュー糖、寒天を入れよく混ぜ、火にかけて寒天を煮溶かす。❸寒天が溶けたら火を止め、❶のゼラチンを加えよく混ぜ溶かす。❹バットに流し入れ、冷蔵庫で6時間冷やし固める。❺固まったら切り分けてお皿に盛り、お好みで黒みつ、きな粉をかける。きな粉は誤嚥しやすいので、砂糖を加えて水で溶き、ペースト状にしてからかける。

## L0 のくず餅

作り方とは L1 と同じ。寒天の分量を 0.2g とする。

柔らかく、切り分けられないので、深さのある容器に入れ、冷蔵庫で6時間冷やし固める。

## 柏餅 3/3

### 材料 | 4人分

a
- さらしあん（砂糖なし）……20g
- 砂糖……30g
- 水……30cc

b
- 上新粉……10g
- わらび粉……10g
- 砂糖……10g

- 長いも……10g
- 湯……100cc
- 柏の葉……4枚

### A 餡

❶ a を混ぜてラップをし、レンジで1分間加熱する。❷よく混ぜ、さらにレンジで1分間加熱する。❸粗熱が取れたら、4等分して丸めておく。

### B 生地

❶ b を混ぜ、粉ふるいでふるっておく。❷長いもは目の細かいおろし金ですりおろす。❸熱湯に❶をダマにならないようにふり入れ、泡立て器でかき混ぜながら溶かす。❹粉が溶けたら長いもを入れ、均一になるようによくかき混ぜ、ラップをして10分間おく。❺❹をレンジで1分間加熱する。❻レンジから取り出し、ダマが残らないように泡立て器でよくかき混ぜる。生地が透明になるまで2〜3回くり返す。生地が泡立て器の間に入ってしまうので、2回目以降はスプーンのほうが混ぜやすい。

### 仕上げ

❶直径5cmの平小皿にラップを敷き、B の1/4量（1個分）を入れ、真ん中が厚くなるように広げる。スプーンの背に水をつけながら広げるときれいにできる。❷真ん中に A の餡を入れてラップごと丸く包み込む。餡がはみださないように、合わせ目はよく閉じておく。❸冷蔵庫で4時間冷し固める。触って弾力が出てくればOK。❹固まったらスプーンを使って、端からゆっくりラップをはがす。1ヶ所がはがれればくるりと取れる。❺柏の葉で包む。葉が大きい場合ははさみで形成しながら小さくカットする。

## 花籠ゼリー 4/4

花籠ゼリーの作り方は97ページをご覧ください。

## おはぎ

### 材料 | 4人分

- 五分粥 (裏ごし、10ページ参照)……200g
- もち粉……10g
- 塩……1g
- 水……20g
- こしあん (黒)……100g
- 水……30g
- わらびもち粉……4g

### A 生地

❶裏ごしした五分粥（10ページ参照）にもち粉、塩、水を入れよく混ぜる。
❷ふんわりラップをしてレンジで1分間加熱し、均一になるようによく混ぜる。
❸❷が透明になるまで、3回ほど繰り返す。❹4等分しておく。

### B 餡

❶こしあんを水で溶き、わらびもち粉を入れてよく混ぜる。
❷ふんわりラップをしてレンジで30秒間加熱し、均一になるようによく混ぜる。これを2回繰り返す。
❸少し柔らかくなったら4等分し、丸めておく。

### 仕上げ

❶直径5cmの平小皿にラップを敷き、Bの餡を1個入れ、真ん中が少し厚くなるように広げる。
❷真ん中にAをおいてラップごと丸く包み込み、合わせ目をよく閉じる。
❸冷蔵庫で4時間冷し固める。触って弾力が出てくればOK。
❹固まったら、水で濡らしたスプーンを使って端からゆっくりラップをはがす。1ヶ所はがれればくるりと取れる。

## 正月羊羹

### 材料 | 4人分

- さつまいも……80g
- くちなしの実……1/2個
- 栗の甘露煮……20g
- a
  - 水……40g
  - 水あめ……40g
  - 栗甘露煮の汁……20g
  - 寒天……0.5g
- ゼラチン……0.5g
- ゼラチン用水……5g

❶さつまいもは皮をむいて一口大に切る。鍋に入れ、水とくちなしの実を加え、柔かくなるまでゆでる。色がついたらクチナシの実を取り出し、さつまいもを裏ごしする。❷栗の甘露煮も裏ごしする。
❸ゼラチンは水でふやかしておく。
❹鍋にaと❶、❷を入れて火にかけ、つやが出るまでよく練る。❺煮立って寒天が溶けたら火を止め、❸を加えて溶かし、さらに練る。
❻❺を裏ごし器で裏ごしし、寒天流し器に流し入れて冷蔵庫で6時間冷やし固める。❼固まったら取り出し、食べやすい大きさに切り分ける。

クリスマスケーキ
（ホール）

かぼちゃケーキ

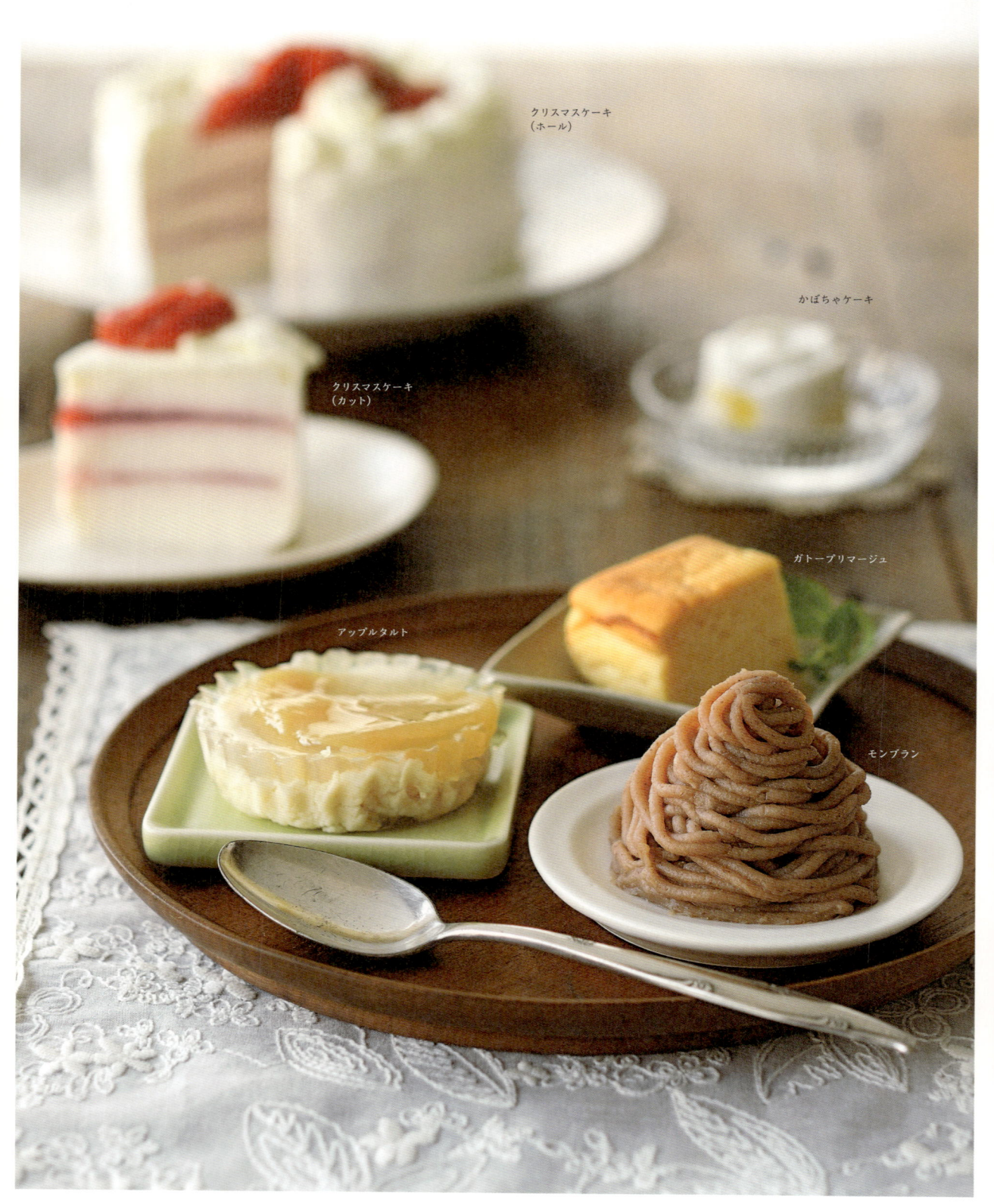

クリスマスケーキ
（カット）

ガトープリマージュ

アップルタルト

モンブラン

## アップルタルト

材料 | 10人分
(直径5cmのタルト型10個分)

りんごのコンポート
- リンゴ……200g
- グラニュー糖……30g
- シナモンパウダー……3g

タルト生地
- ラスク(市販品)……50g
- 牛乳……150g
- a
  - 寒天……1g
  - 水……100g
  - グラニュー糖……10g

### A りんごのコンポート
❶リンゴは皮と芯を除き、12等分のくし型に切る。
❷鍋に❶を重ならないように並べ、水とグラニュー糖を加えて火にかける。
❸途中で水(分量外)を足しながら、弱火で2時間煮る。❹煮あがったら形を崩さないように取り出し、シナモンパウダーをかける。

### B タルト生地
❶ラスクと牛乳をミキサーにかけペースト状にする。
❷鍋にaを入れ、火にかけて寒天を煮溶かす。
❸❶に❷の寒天液を50cc入れ、さらにミキサーにかける。

### 仕上げ
❶Bのタルト生地をタルト型に敷き詰め、少し固まったらAのりんごのコンポートを型崩れしないように盛り付ける。❷Bの残りの寒天液を上から注ぐ。❸冷蔵庫で3時間冷やし固める。

## かぼちゃケーキ

材料 | 10人分

かぼちゃクリーム
- かぼちゃ……100g
- さつまいも……15g
- 栗の甘露煮……15g
- 牛乳……100g
- 寒天……0.6g
- a
  - 生クリーム……25g
  - グラニュー糖……15g
- ゼラチン……3g
- ゼラチン用牛乳……30g

シフォンケーキクリーム
- シフォンケーキ(市販品)……100g
- 牛乳……70g
- b
  - 牛乳……100g
  - 砂糖……5g
  - 寒天……0.5g
- ゼラチン……3g
- ゼラチン用牛乳……30g
- ラム酒(ダーク)……5g

※シフォンケーキ(市販品)はお好みの味で。できるだけソフトで柔らかいもののほうが、口溶けの良いクリームになる。

### A かぼちゃクリーム
❶かぼちゃ、さつまいもは皮をむき、ゆでて裏ごしする。❷栗の甘露煮はそのまま裏ごしする。❸ゼラチンは牛乳でふやかしておく。
❹鍋に牛乳と寒天を入れ、火にかけてよく煮溶かす。❺❹に❶と❷、aを入れてよく混ぜ、火にかける。❻ふつふつと沸いてきたら火を止め、❸のゼラチンを加えて溶かし、よく混ぜる。
❼粗熱を取り、シリコンモルド・ローズ型(97ページ参照)の半分まで流し入れ、冷蔵庫で3時間冷やし固める。❽固まったら型から出しておく。

### B シフォンケーキクリーム
❶ゼラチンは牛乳でふやかしておく。
❷シフォンケーキ、牛乳をミキサーにかけてペースト状にする。
❸鍋にbを入れ、火にかけて寒天を煮溶かし、❷を加えてさらによく混ぜる。❹ふつふつと沸いてきたら火を止め、❶を加えて溶かし、最後にラム酒を加える。

### 仕上げ
❶シリコンモルド・ローズ型(97ページ参照)にBのシフォンケーキクリームを1/3入れる。❷取り出しておいたAのかぼちゃクリームを❶の上に入れ、さらにシフォンケーキクリームをかぼちゃクリームが見えなくなるまで入れ、冷蔵庫で4時間冷やし固める。❹固まったら型から抜く。

# クリスマスケーキ

## 材料 | 6人分

**イチゴのコンフィチュール**
- イチゴ……300g
- グラニュー糖……150g

**イチゴの飾り**
- イチゴのコンフィチュール……200g
- 水……180g
- 寒天……2g
- ゼラチン……4g
- ゼラチン用水……20g

**スポンジケーキ**

a
- ホットケーキミックス……50g
- 牛乳……50g
- 砂糖……15g

- 牛乳（ミキサー用）……150g
- 生クリーム……50g

b
- 牛乳……100g
- 水……200g
- グラニュー糖……30g
- 寒天……5g

- イチゴのコンフィチュール……20g
- ラム酒（ホワイト）……10g

- 生クリーム（飾り用）……100g
- 砂糖……5g

---

**コンフィチュール**
（仏 confiture）

くだものを砂糖で煮てペースト状にしたもの。ジャムのフランス語名。

---

### イチゴのコンフィチュール

❶イチゴはヘタを取ってよく洗い、ザルに上げてよく水分を切っておく。❷鍋にイチゴ、グラニュー糖を入れて弱火にかける。❸グラニュー糖が溶け、イチゴが柔らかくなったら火を止める。❹❸をミキサーにかけてペースト状にし、さらに裏ごし器でこして種を取り除く。

### イチゴの飾り

（A シリコンモルド・ローズ型3個用、B スポンジのフィリング）

❶ゼラチンを水でふやかしておく。❷鍋にイチゴのコンフィチュールと水、寒天を加えて火にかけ、寒天を煮溶かす。❸寒天が溶けたら火を止め、❶のゼラチンを加えて溶かす。❹❸を60g（A）と140g（B）に分ける。❺Aをシリコンモルド・ローズ型（97ページ参照）3個分に入れ、冷蔵庫で4時間冷やし固める。❻固まったら型から抜いておく。Bはスポンジケーキの間にはさむ（フィリング）。

### スポンジケーキ

❶aをよく混ぜる。❷❶にふんわりラップをし、レンジで3分間加熱する。❸❷に牛乳を加え、ミキサーにかけてペースト状にする。❹生クリームを十二分立てにする。❺鍋にbを入れて火にかけ、寒天を煮溶かす。❻寒天が溶けたら弱火にし、❸のペーストを加えてよく混ぜる。❼❻を❹と合わせて手早く混ぜ、火を止める。❽イチゴのコンフィチュールとラム酒を加えて混ぜ、3等分にし、粗熱を取る。❾ケーキ型に1/3量を入れ、冷蔵庫で20分間冷やし固める。❿少し固まったら（表面が乾いておらず、ジャムをのせても沈まないくらいの固さ）、イチゴの飾り Bのフィリング用イチゴの半量を流し入れ、さらに20分間冷やし固める。表面が乾きすぎているとフィリングがくっつかないので注意。⓫スポンジ→イチゴ→スポンジ→イチゴ→スポンジの順にくり返して流し入れる。⓬冷蔵庫で6時間冷やし固める。固まったら型から抜く。

### 仕上げ

飾り用の生クリームに砂糖を加え、十分立てにしておく。イチゴの飾り Aのローズ型のイチゴと生クリームで飾り付ける。

# モンブラン 4/4

## 材料 | 16人分

### スポンジケーキ
a [ 卵……100g
    卵黄……25g ]
グラニュー糖……50g
小麦粉(薄力粉)……30g
上新粉……20g
牛乳……20g

### モンブランクリーム台
牛乳……200g
砂糖……10g
ラム酒(ダーク)……5g
牛乳……150g
寒天……1g
ゼラチン……6g
ゼラチン用牛乳……50g

### マロンクリーム
栗の渋皮煮……400g
ラム酒(ダーク)……10g
生クリーム……60g
砂糖……40g

### Memo
**市販のマロンクリームを使う場合**

マロンペースト……240g
マロンクリーム……240g  ] a
マロンピューレ……100g
生クリーム……100g

マロンペーストをレンジで30秒間加熱し、柔らかくする。
aの材料をよく混ぜ合わせる。生クリームを七分立てにする。
aと生クリームをよく混ぜ合わせる。

## A スポンジケーキ
❶ a とグラニュー糖を混ぜ、ハンドミキサーで白っぽくなるまでしっかり泡立てる。
❷小麦粉と上新粉をふるいながら入れ、粉気がなくなるまで混ぜる。❸牛乳を加え、生地につやがでるまで混ぜる。❹バットにクッキングシートを敷いて生地を流し入れ、気泡を抜き、予熱しておいた180℃のオーブンで15分間焼く。

## B モンブランクリーム台
❶ゼラチンは牛乳でふやかしておく。
❷ Aのスポンジケーキ、牛乳、砂糖、ラム酒をミキサーにかけペースト状にする。
❸鍋に牛乳と寒天を入れて火にかけ、よく煮溶かす。❹寒天が煮溶けたら火を止め、❶のゼラチンを加えてよく溶かす。❺❹に❷を入れてよく混ぜる。❻粗熱を取り、シリコンモルド・ローズ型(97ページ参照)16個に分けて入れ、冷蔵庫で3時間冷やし固める。❼固まったら型から抜く。

## C マロンクリーム
❶栗の渋皮煮とラム酒をミキサーでペースト状にする。❷さらに裏ごし器で裏ごしする。
❸生クリームに砂糖を加えて七分立てにする。❹❷と❸を合わせ、よく混ぜる。

## 仕上げ
Bのモンブランクリーム台に、Cのマロンクリームをモンブランのようにしぼり出して飾り付ける。

---

# ガトープリマージュ 2/2

## 材料 | 16人分
(17×6×8cmのパウンド型2個分)

クリームチーズ……200g
マスカルポーネチーズ……100g
バター(無塩)……15g
グラニュー糖……65g
卵……100g
サワークリーム……50g
焼きプリン(市販品)……280g
バニラオイル……3滴
コーンスターチ……10g
バター(型塗り用)……適宜

❶ボールにクリームチーズ、マスカルポーネチーズ、バターを入れてなめらかになるまで混ぜる。❷グラニュー糖を加え、白っぽくなるまで混ぜる。❸溶き卵を少しずつ加えながら、よく混ぜる。❹サワークリーム、焼きプリン、バニラオイルを加えてさらにざっくり混ぜる。❺よく混ざったら、コーンスターチを茶こしでふるいながら加えて混ぜる。
❻パウンド型にバターを塗っておく。オーブンを160℃に予熱しておく。
❼型に生地を流し入れ、表面をならす。❽天板に❼をのせて湯をはり、160℃のオーブンで50分間焼く。❾焼けたら型のまま室温で冷ます。❿冷めたら型から抜き、切り分ける。

デザート 93

すいかゼリー

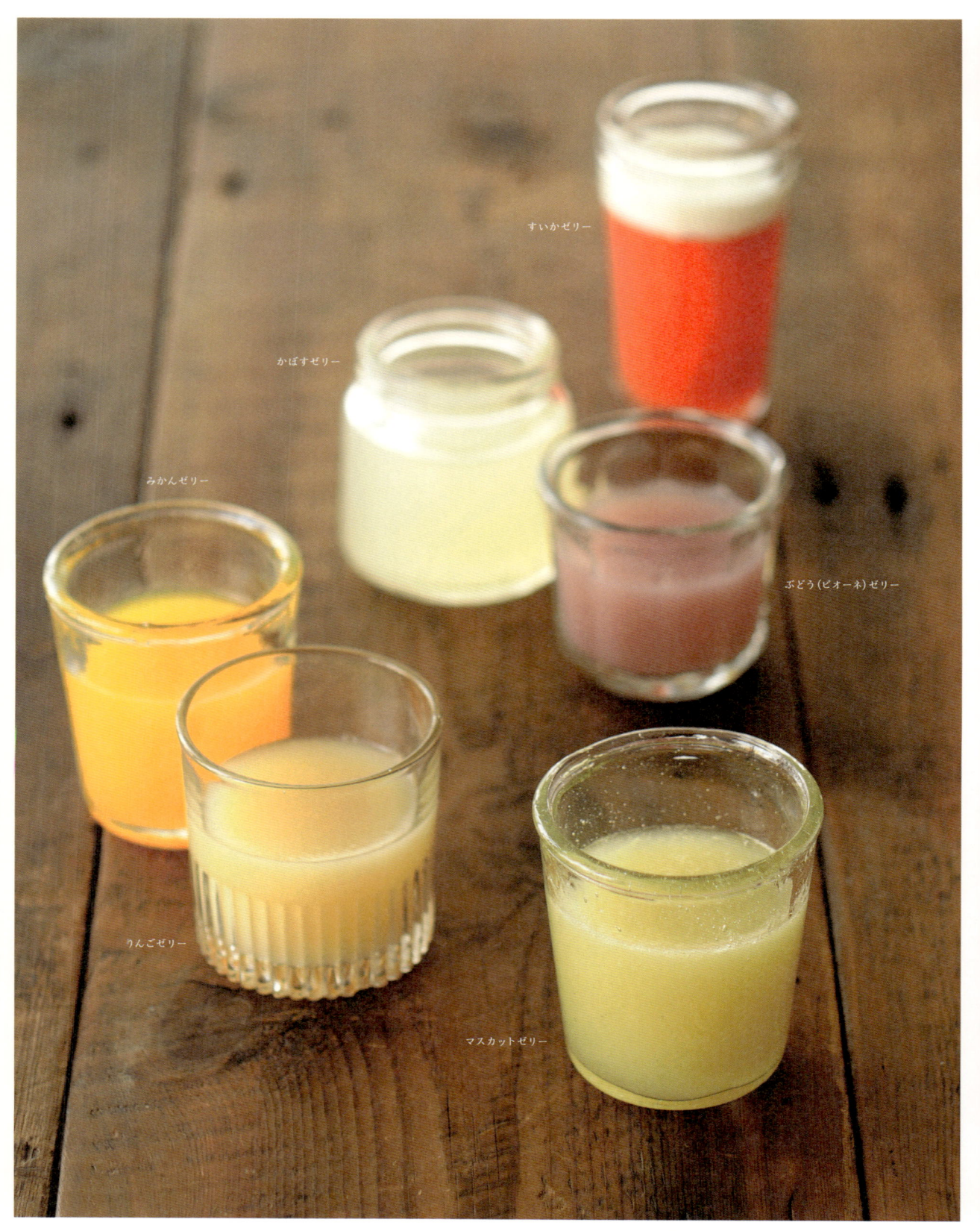

かぼすゼリー

みかんゼリー

ぶどう(ピオーネ)ゼリー

りんごゼリー

マスカットゼリー

## みかんゼリー

材料 | 4人分
---

- 温州みかん果汁……270g
- 砂糖……15g
- [ ゼラチン……3g
-   ゼラチン用果汁……30g ]
- 寒天……1g

❶温州みかんは半分に切り、果汁しぼり器でしぼっておく。❷ゼラチンは果汁でふやかしておく。
❸みかん果汁100gに寒天を加え、よく煮溶かす。❹溶けたら残りの果汁を加え、ひと煮立ちさせてから火を止める。
❺❷のゼラチンを入れてよく溶かし、冷水にあてて混ぜながら、粗熱を取る。4つのゼリー型に分け、冷蔵庫で3時間冷やし固める。

## りんごゼリー

材料 | 4人分
---

- リンゴ(正味)……200g
- a [ 砂糖……50g
-   水……200g
-   白ワイン……100g
-   リンゴジュース……60g
-   寒天……1.2g ]
- [ ゼラチン……4g
-   ゼラチン用リンゴジュース……40g ]

❶リンゴの皮をむいて芯を取り除き、イチョウ切りにして鍋に入れる。❷❶にaを加えて火にかける(全体量550g)。❸❷を300gになるまで煮詰める。
❹ゼラチンをリンゴジュースでふやかしておく。
❺❸のリンゴをミキサーにかけペースト状にする。❻❺にリンゴジュースと寒天を入れ、3分間よく煮溶かす。
❼火から下し、❹を加えて溶かす。
❽冷水にあてて混ぜながら、粗熱を取る。4つのゼリー型に分け、冷蔵庫で4時間冷やし固める。

## ぶどう(ピオーネ)ゼリー

材料 | 4人分
---

- ぶどう(ピオーネ、果肉)……200g
- 水……170g
- グラニュー糖……30g
- 寒天……1g
- [ ゼラチン……5g
-   ゼラチン用水……30g ]

❶ぶどうは皮と種を取り除き、ミキサーにかけてペースト状にする。❷ゼラチンは水でふやかしておく。
❸鍋に❶と水、グラニュー糖、寒天を入れ火にかけ、よく煮溶かす。❹寒天が溶けたら火を止め、❷を加えて溶かす。❺冷水にあてて混ぜながら、粗熱を取る。冷蔵庫で4時間冷やし固める。

### Memo
ぶどう(ピオーネ)をマスカットに変えると、きれいな薄緑色のマスカットゼリーができる。

## すいかゼリー 2/1

材料 | 4人分

- すいか……270g
- グラニュー糖……15g
- 寒天……0.7g
- ゼラチン……3g
- ゼラチン用すいかペースト……30g

ミルクゼリー

a
- 牛乳……30g
- 練乳……30g
- 生クリーム……20g
- グラニュー糖……5g
- ゼラチン……1.3g
- ゼラチン用水……5g

### すいかゼリー

❶すいかは種を除いてミキサーでペースト状にし、270gとゼラチン用の30gは、それぞれ裏ごし器で裏ごしする。 ❷ゼラチンをすいかペーストでふやかしておく。
❸鍋にすいか、グラニュー糖、寒天を入れて火にかけ、よく煮溶かす。❹寒天が溶けたら火を止め、❷を加えて溶かす。❺冷水にあてて混ぜながら、粗熱を取る。4つのゼリー型に分け、冷蔵庫で1時間冷やし固める。

### ミルクゼリー

❶ゼラチンを水でふやかしておく。
❷aをレンジで10秒間加熱し、よく混ぜる。❸❶をレンジで10秒間加熱して溶かす。❹❷に❸を加えてよく混ぜる。❺固まったすいかゼリーの上に均一に流し入れ、冷蔵庫で4時間冷やし固める。

## かぼすゼリー 1/0 2/1

材料 | 4人分

- かぼす(しぼり汁)……15g
- 水……200g

a
- はちみつ……30g
- グラニュー糖……25g
- 寒天……1g
- ゼラチン……2.4g(L1)、2g(L0)
- ゼラチン用水……50g

### L1のかぼすゼリー

❶ゼラチンを水でふやかしておく。❷かぼすは半分に切り、汁をしぼっておく。無理にしぼると苦みが出るので、ぎゅっぎゅっと2回ぐらいしぼる。
❸鍋に水とaを入れてよく煮溶かす。❹寒天が溶けたら火を止め、❶を加えて溶かす。❺❹に❷を入れてよく混ぜ、冷水にあてて粗熱を取る。4つのゼリー型に分け、冷蔵庫で6時間冷やし固める。

### L0のかぼすゼリー

作り方とはL1と同じ。ゼラチンの分量を2gとする。

※かぼすの代わりにゆずを使っても、さっぱりとしたおいしいゼリーに。

## One Point
# 花籠ゼリーの作り方

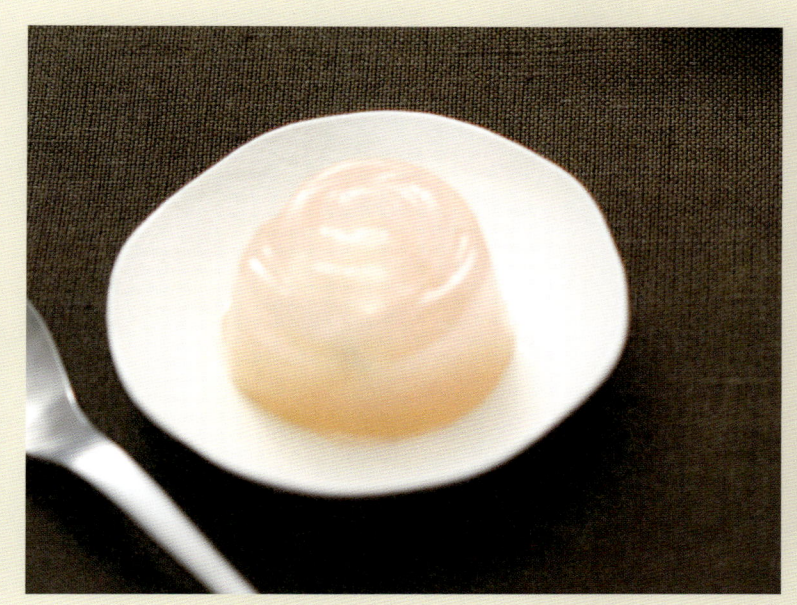

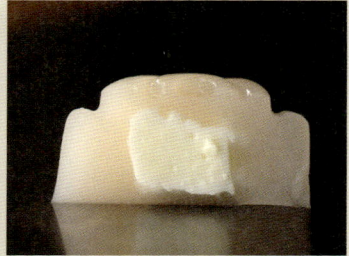

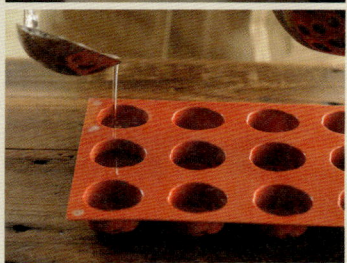

写真上：花籠ゼリーの断面図
写真下：シリコンモルド・ミニローズ型

### 材料 | 10人分

**花ようかんの種**
a
- クリームチーズ ……18g
- 生クリーム……4g
- 練乳 ……8g
- ゼラチン ……1.2g
- ゼラチン用牛乳 ……25g

**花ようかん**
b
- こしあん（白）……75g
- 水 ……150g
- 食塩 ……0.2g
- 寒天 ……1.8g
- 桜リキュール ……15g

**花寒天液**
c
- 水 ……150g
- グラニュー糖 ……75g
- 寒天 ……1.8g
- 桜リキュール ……8g

### A 花ようかんの種
❶aを容器に入れてよく混ぜ、ラップをかけてレンジで10秒間加熱する。❷ゼラチンを牛乳でふやかしておく。❸耐熱容器に❷を入れレンジで30秒加熱する。❹❶と❸をよく混ぜ合わせて3cm×3cmのアルミケースに流し入れ、冷凍庫で1時間冷やし固める。❺固まったら10個に切り分ける。

### B 花ようかん
❶鍋にbを入れて火にかけ、混ぜながらよく煮溶かす。❷寒天が溶けたら火を止め、桜リキュールを加える。❸粗熱を取り、抜き型（本書ではシリコンモルド・ミニローズ型［写真］を使用）の半分の位置まで入れる。❹❸の真ん中にAを1個ずつ入れ、冷蔵庫で2時間冷やし固める。固まったら型から抜いておく。

### C 花寒天液
❶鍋にcを入れて火にかけ、混ぜながらよく煮溶かす。❷寒天が溶けたら火を止め、桜リキュールを加える。❸粗熱を取り、抜き型の半分の位置まで入れ、Bの花ようかんを真ん中に入れる。このとき、花ようかんが寒天液に完全にかぶるくらいに一気に沈める。寒天液は注ぎ足さない。❹冷蔵庫で2時間冷やし固める。固まったら型から抜く。

One Point 97

梨のムース

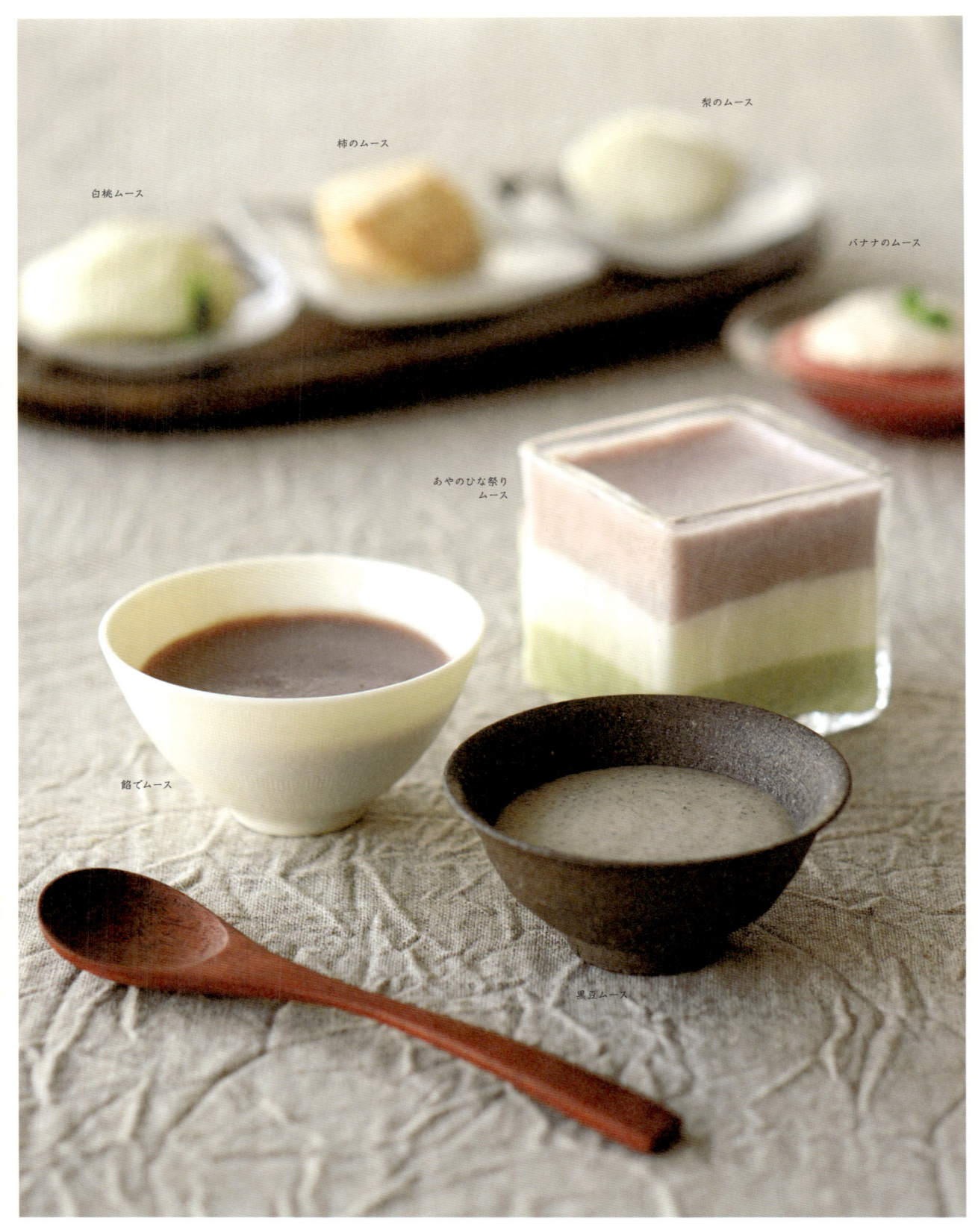

柿のムース

白桃ムース

バナナのムース

あやのひな祭り
ムース

餡てムース

黒豆ムース

98　デザート

## あやのひな祭りムース

材料 | 10人分
- クリームチーズ……90g
- サワークリーム……50g
- プレーンヨーグルト（無糖）……125g
- 牛乳……25g
- グラニュー糖……50g
- a ┌ ゼラチン……3g
    └ ゼラチン用白ワイン……30g
- b ┌ ゼラチン……3g
    └ ゼラチン用赤ワイン……30g
- 抹茶……1g
- キルシュワッサー……5g
- c ┌ 白桃(缶)……120g
    │ 缶詰の汁……30g
    │ 赤ワイン……75g
    └ レモン汁……5g
- 生クリーム……100g
- グラニュー糖……15g
- キルシュワッサー……5g

❶aとbのゼラチンをそれぞれワインに入れてふやかしておく。
❷cの材料を鍋に入れ、落とし蓋をして弱火で水分がなくなるまで煮る。
❸クリームチーズ、サワークリームは皿に入れ、ラップをしてレンジで30秒間加熱する。
❹牛乳もレンジで10秒間加熱しておく。
❺aをレンジで30秒間加熱して溶かし、グラニュー糖、❹の牛乳とざっくり混ぜ合わせる。❻❸と❺、ヨーグルトをミキサーに入れてなめらかにし、裏ごし器で裏ごしする。
❼抹茶を熱湯15cc（分量外）で溶かし、裏ごししておく。この裏ごしには茶こしを用いるとよい。❽❻の1/3量に❼を加え、よく混ぜ合わせる（抹茶ムース）。❾10個のムース型に流し入れ、冷蔵庫で30分間冷やし固める。表面に膜が張り、ゆっくり傾けても落ちないくらいに固める。
❿❻の残りにキルシュワッサーを入れてよく混ぜ（チーズムース）、❾の上に端からゆっくり流し入れ、再び冷蔵庫で30分間冷やし固める。
⓫❷の桃をミキサーにかけてピューレ状にし、さらに裏ごし器で裏ごしする。
⓬bをレンジで30秒間加熱して溶かし、⓫に入れて混ぜ合わせる。
⓭生クリームにグラニュー糖を加え七分立てにする。
⓮⓭を⓬に加えてよく混ぜ、弱火にかけて少し煮立たせた後、キルシュワッサーを加える（白桃ムース）。⓯❿の上に⓮を流し入れ、冷蔵庫で5時間冷やし固める。

## 餡でムース

材料 | 10人分
- a ┌ こしあん(黒)……150g
    │ 牛乳……100g
    └ コーンスターチ……2g
- ┌ 水……70g
  └ 寒天……0.6g
- ┌ ゼラチン……2.4g
  └ ゼラチン用水……30g

❶ゼラチンは水でふやかしておく。❷鍋に水と寒天を入れ火にかけ、よく煮溶かす。
❸❷にaを入れ、泡立て器でよくかき混ぜる。もったり重くなってきたら火を止める。
❹❸に❶のゼラチンを入れよく混ぜて溶かし、裏ごし器でこす。❺冷水にあてて混ぜながら、粗熱を取る。10個のムース型に分け、冷蔵庫で5時間冷やし固める。

## 黒豆ムース

材料 | 4人分

- 黒豆（皮付煮豆）……100g
- 牛乳……120g
- 生クリーム……80g
- 砂糖……20g
- ゼラチン……5g
- ゼラチン用水……30g

❶ゼラチンは水でふやかし、レンジで30秒間加熱して溶かす。❷黒豆と牛乳をミキサーにかけ、ペースト状にする。❸生クリームに砂糖を入れ、八分立てにする。
❹❷に❶を入れ、よく混ぜる。❺❸に❹を加えて混ぜる。❻冷水にあてて混ぜながら、粗熱を取る。4個のムース型に分け、冷蔵庫で5時間冷し固める。

## バナナのムース

材料 | 4人分

- イチゴ……80g
- グラニュー糖……8g
- 砂糖……適宜
- バナナ……80g
- ホワイトチョコ……20g
- 生クリーム……100g
- ゼラチン……2g
- ゼラチン用水……20g
- ミントの葉……適宜

### イチゴのクーリー
❶イチゴは洗ってヘタを取り、軽く砂糖をふって3時間おく。❷ミキサーにかけペースト状にする。イチゴによって甘さが異なるので、甘さは砂糖で調節する。❸裏ごし器でこして、種を取り除く。

### バナナのムース
❶ゼラチンは水でふやかし、レンジで30秒間加熱して溶かしておく。❷ホワイトチョコをきざみ、湯煎にかけて溶かす。❸生クリームを七分立てにしておく。
❹バナナをミキサーにかけ、❷を加え、さらにミキサーにかけてペースト状にする。
❺❸に❹を加え、切るように混ぜ合わせる。❻❺をバットに流し入れ、冷蔵庫で5時間冷やし固める。

### 仕上げ
❶下にいちごのクーリーを敷き、バナナのムースをコルネ型に形成してのせる。❷ミントの葉を飾る。

---

### クーリー
（仏 coulis）

野菜やくだもの、甲殻類などの食材をピューレ状にしたもの。フランス料理で使われる。

## 白桃ムース

材料 | 4人分

- 白桃……200g
- レモン汁……5g
- 生クリーム……100g
- グラニュー糖……20g
- キルシュワッサー……10g
- [ ゼラチン……5g
- ゼラチン用牛乳……50g

❶白桃は皮と種を取り除き、レモン汁とあわせてミキサーにかけてペースト状にする。❷ゼラチンは常温にした牛乳でふやかしておく。❸生クリームは八分立てにし、キルシュワッサーを加えておく。
❹❷にグラニュー糖を入れ、レンジで20秒間加熱して溶かす。
❺❶の桃ペーストを混ぜながら、❹のゼラチンを少しずつ加え、よく混ぜる。
❻❸の生クリームに❺を混ぜながら加え、4個のムース型に分けて冷蔵庫で5時間冷やし固める。

## 柿のムース

材料 | 4人分

- 熟柿(正味)……150g
- 牛乳……50g
- 生クリーム……25g
- 砂糖……10g
- [ ゼラチン……2g
- ゼラチン用水……20g

❶ゼラチンは水でふやかしておく。❷熟柿は皮と種を取り除き、牛乳と混ぜてミキサーにかけ、ペースト状にしておく。
❸生クリームに砂糖を加え、八分立てにしておく。
❹❶のゼラチンをレンジで20秒間加熱して溶かす。
❺❸に❷と❹を入れてよく混ぜる。❻4個のムース型に分け、冷蔵庫で5時間冷やし固める。

## 梨のムース

材料 | 4人分

- 梨(正味)……200g
- 牛乳……50g
- グラニュー糖……20g
- 生クリーム……80g
- レモン汁……2g
- キルシュワッサー……15g
- [ ゼラチン……5g
- ゼラチン用水……20g

❶ゼラチンは水でふやかしておく。❷梨は皮をむいて芯を取り、一口大に切る。牛乳と一緒にミキサーにかけペースト状にし、レモン汁を加える。
❸生クリームを八分立てにし、キルシュワッサーをふり入れておく。
❹❶のゼラチンにグラニュー糖を入れ、レンジで30秒間加熱して溶かす。
❺❸に❷を入れてよく混ぜ、❹と合わせて均一になるようによく混ぜる。❻4個のムース型に分け、冷蔵庫で5時間冷やし固める。

※梨は甘く柔らかい質感のものが、生クリームとよく合っておすすめ。本書ではあたご梨を使用。

# おいしく・アレンジ

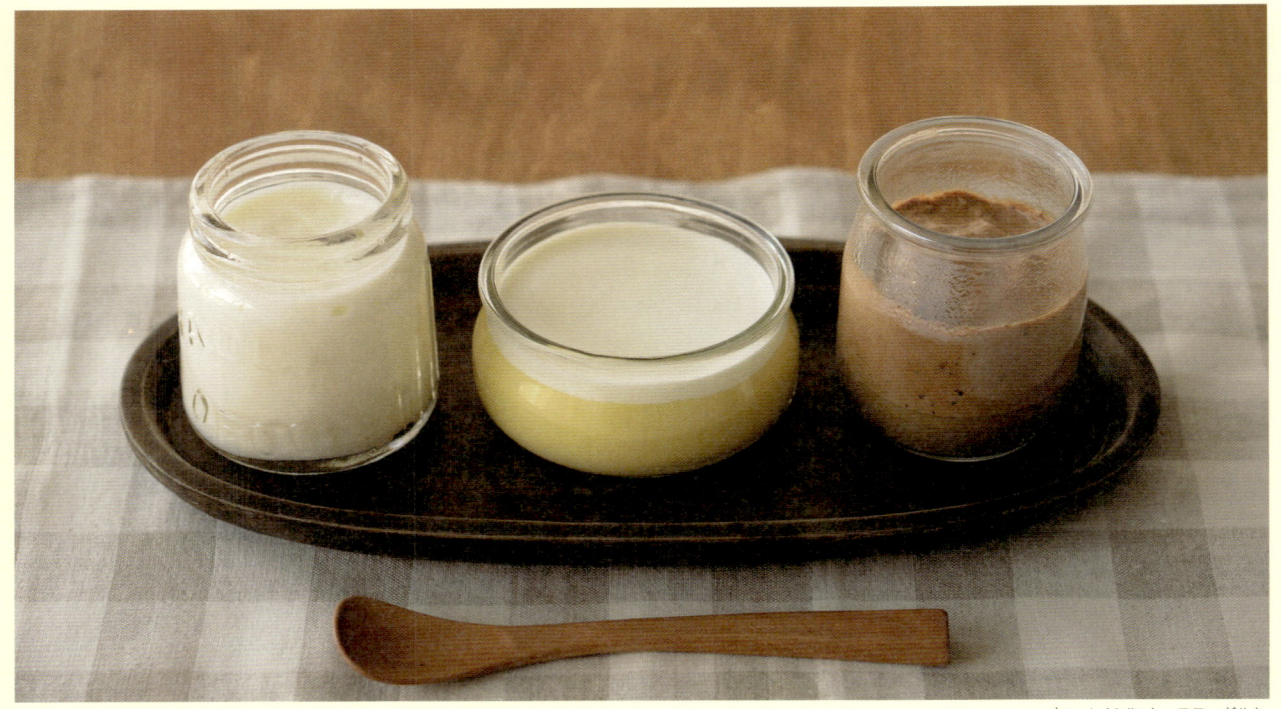

左：メイjelly ムースヨーグルト
中：かぼちゃのクリームムース
右：エンジョイ・チョコムース

## メイjelly ムースヨーグルト

### 材料 | 4人分

- メイバランス
  ムースミックス ……20g
- メイバランス ソフトjelly
  （ヨーグルト味）……100g
- クリームチーズ ……20g
- 練乳 ……20g
- 生クリーム……60g
- ラム酒（ダーク）……10g
- レモン汁 ……10g

❶クリームチーズをレンジで20秒間加熱して柔らかくする。❷メイバランスムースミックスとメイバランスソフトjellyをボールに入れ、よく混ぜ合わせる。❸❷に❶と練乳を入れ、さらに混ぜる。❹生クリームを七分立てにしておく。❺❹に❸を入れてよく混ぜ、ラム酒とレモン汁を入れ、4つのムース型に分け、冷蔵庫で冷やす。お好みでレモン汁を増やしてもよい。

使用した商品：メイバランスムースミックス、メイバランスソフトjelly（ヨーグルト味）

## かぼちゃのクリームムース

### 材料 | 4人分

テルミールソフト
　（アップルヨーグルト味）……100g
- かぼちゃ ……50g
- さつまいも ……50g
- 砂糖 ……20g

生クリーム……10g

- ゼラチン ……4g
- ゼラチン用水 ……20g
- ラム酒（ダーク）……10g

練乳ソース
- 生クリーム……20g
- 練乳 ……40g

使用した商品：テルミールソフト（アップルヨーグルト味）

❶ゼラチンは水でふやかし、レンジで20秒間加熱して溶かしておく。❷かぼちゃとさつまいもは皮をむき、ゆでて裏ごしし、砂糖を加えて混ぜる。❸生クリームは六分立てにしておく。❹❸に❶、❷とテルミールソフト、ラム酒を入れてよく混ぜ、4つのムース型に分ける。❺練乳と生クリームを混ぜてソースをつくる。❻❺を❹の上にゆっくりかけ、冷蔵庫で5時間冷やし固める。

## エンジョイ・チョコムース

### 材料 | 4人分

エンジョイポチ（コーヒー味）
　……50g
ココアパウダー ……3g
板チョコ（ビター）……30g
生クリーム……100g
砂糖 ……5g
ラム酒（ダーク）……5g

ビスケット台
- a
  - ビスケット（市販品）……50g
  - エンジョイポチ（コーヒー味）……75g
  - ブラックコーヒー ……20g
- ゼラチン ……3g
- ゼラチン用コーヒー ……30g

使用した商品：エンジョイポチ（コーヒー味）

❶ゼラチンはコーヒーでふやかし、レンジで30秒間加熱して溶かしておく。❷aに❶を加えミキサーにかけてよく混ぜ、4つのムース型に分け、ビスケット台にする。❸板チョコを湯煎にかけて溶かす。❹❸にエンジョイポチ、ココアパウダー、ラム酒を入れてよく混ぜる。❺生クリームに砂糖を入れ、六分立てにしておく。❻❺に❹を入れてよく混ぜる。❼❷のビスケット台の上に❻を重ねるように入れ、冷蔵庫で5時間冷やし固める。

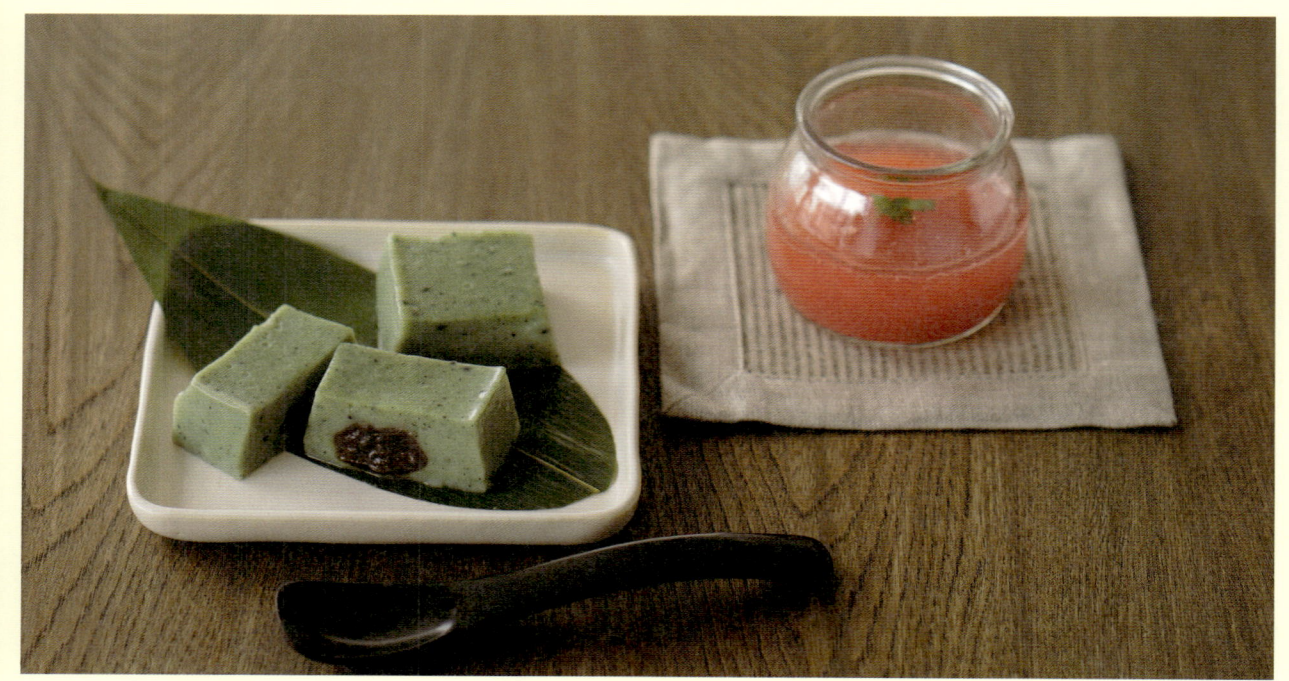

左：よもぎ餅　右：OS-イチゴゼリー

## よもぎ餅

材料 | 4人分

a
- ムースゼリーパウダー（抹茶風味）……30g
- グラニュー糖 ……50g
- 寒天 ……3g
- 水 ……200g

- よもぎ粉 ……2g
- 水 ……20g

こしあん（黒）……40g

❶よもぎ粉と水と混ぜる。❷こしあんは4等分して丸めておく。❸aと❶の材料を鍋に入れてよく混ぜ、火にかける。❹ふつふつと煮立ってきたら火を止め、4つの容器に流し入れる。❺表面が固まりかけたら、❷の餡を真ん中にくるように沈める。❻冷蔵庫で4時間冷やし固める。

※容器はシリコンの抜き型を使用してもよい。

使用した商品：
ムースゼリーパウダー（抹茶風味）

## OS-イチゴゼリー

材料 | 4人分

- オーエスワン（常温）……100g
- イチゴのコンフィチュール
  （92ページ参照）……50g

- ゼラチン ……4g
- ゼラチン用オーエスワン（常温）……50g

ミントの葉 ……適宜

❶ゼラチンはオーエスワンでふやかし、レンジで30秒間加熱して溶かしておく。❷92ページを参照し、イチゴのコンフィチュールを作る。オーエスワンにイチゴのコンフィチュールを入れてよく混ぜる。❸❷に❶を入れてよく混ぜ、4つのゼリー型に分けて冷蔵庫で6時間冷やし固める。❹ミントの葉を飾る。

使用した商品：オーエスワン

104 デザート

## Cooking Tool
# ハンドミキサー

生クリームを泡立てる時に使う。最初は低速で回し始め、徐々に高速にするときめの細かいクリームになる。

泡立ての固さは「○分立て」と表示。
ハンドミキサーでクリームをすくい上げたときの状態で分ける。

二分　　細かい泡が出ているだけで、消えない状態
六分　　流れ跡がすぐに消えるくらいの状態
七分　　もったりと重く、線が描ける状態
八分　　先端の立った角が曲がる状態
十分　　先端がピンと角が立つ状態
十二分　クリームがハンドミキサーのハネに絡まり、ボールから離れる状態

# 食事レベル別の料理インデックス

## ■ コード1　嚥下訓練ゼリー食
均一で、付着性・凝集性・硬さに配慮したゼリー。
残留した場合にも吸引が容易なもの。少量をすくってそのまま丸のみ可能。

いちじくゼリー ……………………… 42
　75kcal　蛋白質 1.2g　塩分 0g
　レベル 0

ビール ………………………………… 79
　45kcal　蛋白質 2.2g　塩分 0g
　レベル 0

しそ酒 ………………………………… 80
　80kcal　蛋白質 0.6g　塩分 0g
　レベル 0

お屠蘇 ………………………………… 80
　15kcal　蛋白質 0.1g　塩分 0g
　レベル 0

サイダー ……………………………… 83
　44kcal　蛋白質 1.1g　塩分 0g
　レベル 0

麦茶 …………………………………… 84
　10kcal　蛋白質 0.4g　塩分 0g
　レベル 0

ハーブティー ………………………… 84
　60kcal　蛋白質 0.8g　塩分 0g
　レベル 0

緑茶 …………………………………… 84
　11kcal　蛋白質 1.2g　塩分 0g
　レベル 0

くず餅 (L0) …………………………… 87
　50kcal　蛋白質 0.4g　塩分 0.4g
　レベル 0

かぼすゼリー (L0) …………………… 96
　49kcal　蛋白質 0.5g　塩分 0g
　レベル 0

## ■ コード2　嚥下調整ゼリー食
付着性、凝集性、硬さに配慮したゼリー・プリン状のもの。
口腔外でスプーンですくって食塊状にすることができる。

ちらし寿司 (重湯、L1) ……………… 16
　333kcal　蛋白質 12.9g　塩分 1.6g
　レベル 1

スティックサラダ …………………… 28
　36kcal　蛋白質 2.2g　塩分 0g
　レベル 2

冬瓜の冷製 …………………………… 35
　40kcal　蛋白質 2.8g　塩分 0.8g
　レベル 2

銀杏豆腐 ……………………………… 43
　24kcal　蛋白質 0.4g　塩分 0g
　レベル 1

炊き合わせ …………………………… 66
　35kcal　蛋白質 1.1g　塩分 0.6g
　レベル 2

シャンパン …………………………… 79
　50kcal　蛋白質 0.7g　塩分 0g
　レベル 1

ひいさんの甘酒 ……………………… 80
　75kcal　蛋白質 3.5g　塩分 0.1g
　レベル 2

牛乳 …………………………………… 83
　35kcal　蛋白質 1.1g　塩分 0g
　レベル 1

くず餅 (L1) …………………………… 87
　50kcal　蛋白質 0.4g　塩分 0.4g
　レベル 1

クリスマスケーキ …………………… 92
　260kcal　蛋白質 4.0g　塩分 0.2g
　レベル 2

ガトープリマージュ ………………… 93
　130kcal　蛋白質 2.8g　塩分 0g
　レベル 2

みかんゼリー ………………………… 95
　50kcal　蛋白質 1.2g　塩分 0g
　レベル 1

りんごゼリー ………………………… 95
　100kcal　蛋白質 1.0g　塩分 0g
　レベル 2

ぶどう (ピオーネ) ゼリー …………… 95
　63kcal　蛋白質 2.8g　塩分 0g
　レベル 1

すいかゼリー ………………………… 96
　100kcal　蛋白質 2.4g　塩分 0g
　レベル 1

かぼすゼリー (L1) …………………… 96
　49kcal　蛋白質 0.5g　塩分 0g
　レベル 1

餡でムース …………………………… 99
　80kcal　蛋白質 5.0g　塩分 0g
　レベル 1

黒豆ムース …………………………… 100
　195kcal　蛋白質 6.2g　塩分 0.3g
　レベル 2

バナナのムース ……………… 100
　165kcal　蛋白質 2.2g　塩分 0.1g
　レベル 2

白桃ムース ……………… 101
　160kcal　蛋白質 1.3g　塩分 0g
　レベル 2

柿のムース ……………… 101
　70kcal　蛋白質 1.4g　塩分 0g
　レベル 2

OS-イチゴゼリー ……………… 104
　29kcal　蛋白質 1.0g　塩分 0.1g
　レベル 1

## コード 3　嚥下調整ピューレ食

ピューレ・ペースト・ムース・ミキサー食等のうち、べたつかず、まとまりやすいもの。
粒状のものの混在した不均一なものでも、その粒が十分軟らかく、
また小さければ（飯粒半分程度）ここに含まれる。

ちらし寿司（全粥、L3）……………… 16
　333kcal　蛋白質 12.9g　塩分 1.6g
　レベル 3

蟹入りカリフラワーの蒸し物 ……… 19
　53kcal　蛋白質 6.3g　塩分 0.7g
　レベル 3

菜の花の白和え ……………… 20
　37kcal　蛋白質 2.8g　塩分 0.2g
　レベル 3

カレーライス ……………… 24
　427kcal　蛋白質 9.2g　塩分 1.9g
　レベル 3

らっきょう ……………… 24
　30kcal　蛋白質 0.1g　塩分 0.2g
　レベル 3

ブロッコリースープ ……………… 25
　32kcal　蛋白質 2.2g　塩分 0g
　レベル 3

キャベツと豚肉の重ね蒸し ……… 27
　147kcal　蛋白質 5.2g　塩分 0.3g
　レベル 3

七夕そうめん ……………… 33
　200kcal　蛋白質 6.9g　塩分 4.2g
　レベル 3

白粥 ……………… 33
　48kcal　蛋白質 0.8g　塩分 0g
　レベル 3

たくあん ……………… 33
　6kcal　蛋白質 0.1g　塩分 0.4g
　レベル 3

栗ごはん ……………… 41
　96kcal　蛋白質 1.7g　塩分 0.5g
　レベル 3

焼きなす ……………… 43
　20kcal　蛋白質 1.1g　塩分 0.1g
　レベル 3

奈良漬け ……………… 43
　16kcal　蛋白質 0.5g　塩分 0.4g
　レベル 3

里いものすり流し ……………… 46
　28kcal　蛋白質 0.6g　塩分 0.4g
　レベル 3

スイートポタージュスープ ……… 50
　85kcal　蛋白質 1.6g　塩分 0.3g
　レベル 3

千屋牛の赤ワイン煮 ……………… 52
　270kcal　蛋白質 1.2g　塩分 0.8g
　レベル 3

パン・で・ムース ……………… 55
　90kcal　蛋白質 3.5g　塩分 0.4g
　レベル 3

鯛のカルパッチョ ……………… 56
　68kcal　蛋白質 6.6g　塩分 0.1g
　レベル 3

お雑煮 ……………… 61
　185kcal　蛋白質 7.3g　塩分 1.8g
　レベル 3

お赤飯 ……………… 61
　50kcal　蛋白質 1.6g　塩分 0.5g
　レベル 3

黒豆 ……………… 62
　70kcal　蛋白質 3.6g　塩分 0.2g
　レベル 3

勝乃伊達巻 ……………… 63
　32kcal　蛋白質 1.7g　塩分 0.2g
　レベル 3

田作り ……………… 63
　23kcal　蛋白質 0.9g　塩分 0.4g
　レベル 3

くわい ……………… 64
　14kcal　蛋白質 0.7g　塩分 0.1g
　レベル 3

柿なます ……………… 64
　17kcal　蛋白質 0.4g　塩分 0.1g
　レベル 3

酢れんこん ……………… 64
　32kcal　蛋白質 0.5g　塩分 0.1g
　レベル 3

ぶりの照り焼き ……………… 65
　33kcal　蛋白質 2.5g　塩分 0.2g
　レベル 3

ミックスジュース ……………… 83
　65kcal　蛋白質 1.3g　塩分 0g
　レベル 3

抹茶 …………………………… 84
　26kcal　蛋白質 0.2g　塩分 0g
　レベル 3

桜餅 …………………………… 87
　97kcal　蛋白質 1.7g　塩分 0g
　レベル 3

柏餅 …………………………… 88
　77kcal　蛋白質 1.5g　塩分 0g
　レベル 3

おはぎ ………………………… 89
　75kcal　蛋白質 3.0g　塩分 0.3g
　レベル 3

正月羊羹 ……………………… 89
　75kcal　蛋白質 0.4g　塩分 0g
　レベル 3

アップルタルト ……………… 91
　55kcal　蛋白質 0.8g　塩分 0.1g
　レベル 3

かぼちゃケーキ ……………… 91
　85kcal　蛋白質 2.8g　塩分 0g
　レベル 3

あやのひな祭りムース ……… 99
　155kcal　蛋白質 2.2g　塩分 0g
　レベル 3

梨のムース …………………… 101
　145kcal　蛋白質 2.5g　塩分 0g
　レベル 3

メイ jelly ムースヨーグルト ……… 102
　145kcal　蛋白質 3.2g　塩分 0.1g
　レベル 3

かぼちゃのクリームムース ……… 103
　158kcal　蛋白質 3.5g　塩分 0.5g
　レベル 3

エンジョイ・チョコムース ……… 103
　275kcal　蛋白質 4.2g　塩分 0g
　レベル 3

よもぎ餅 ……………………… 104
　96kcal　蛋白質 3.3g　塩分 0g
　レベル 3

## コード 4　嚥下調整やわらか食
形があるが、歯がなくても押しつぶしが可能で、かつ食塊形成や移送が容易で、咽頭でばらけず嚥下しやすいように配慮されたもの。

ハマグリの潮汁 ……………… 18
　19kcal　蛋白質 2.3g　塩分 0.5g
　レベル 4

茶碗蒸し ……………………… 34
　77kcal　蛋白質 5.7g　塩分 0.9g
　レベル 4

いわしのつみれ汁 …………… 41
　60kcal　蛋白質 3.9g　塩分 0.6g
　レベル 4

津山黒豚和風角煮 …………… 44
　96kcal　蛋白質 7.2g　塩分 1.8g
　レベル 4

ほうれん草のクリスマスサラダ …… 51
　160kcal　蛋白質 6.3g　塩分 0.6g
　レベル 4

エビとホタテのフラン ……… 55
　125kcal　蛋白質 6.2g　塩分 0.1g
　レベル 4

にしんの昆布巻き …………… 65
　70kcal　蛋白質 4.6g　塩分 0.6g
　レベル 4

鶏の松風焼き ………………… 65
　24kcal　蛋白質 0.8g　塩分 0.5g
　レベル 4

モンブラン …………………… 93
　175kcal　蛋白質 3.1g　塩分 0g
　レベル 4

花籠ゼリー …………………… 97
　60kcal　蛋白質 1.2g　塩分 0g
　レベル 4

| 本書で使用した商品の販売元 | |
|---|---|
| 伊那食品工業株式会社 ● | かんてんクック |
| 株式会社大塚製薬工場 ● | オーエスワン |
| キユーピー株式会社 ● | ムースゼリーパウダー［抹茶風味］ |
| 株式会社クリニコ ● | エンジョイポチ［コーヒー味］ |
| テルモ株式会社 ● | テルミールソフト［アップルヨーグルト味］ |
| 株式会社明治 ● | メイバランス ムースミックス、メイバランス ソフト jelly［ヨーグルト味］ |
| 森永製菓株式会社 ● | クックゼラチン |

（五十音順）

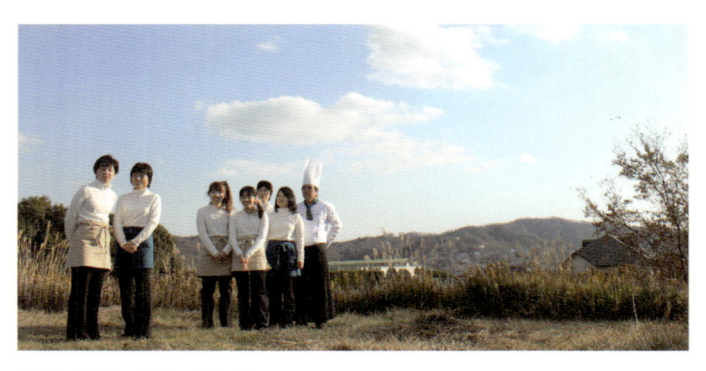

**あかいわチームクッキング**

赤磐医師会病院。
メンバーは柚木直子(内科医長)、上山ひさよ(主任管理栄養士)、草谷悦子(管理栄養士)、日清医療食品株式会社赤磐医師会病院事業所 勝井美紀(管理栄養士)、加賀礼華(栄養士)、上原豊(調理師、インストラクター)。2009年、"嚥下機能に障害のある人にも、おいしくて見た目の良いものを食べてもらいたい"との想いから「赤磐胃ろうと栄養の研究会(A.P.N. club)」を母体としてチームを結成。開発したメニューを年2回の研究会で試食してもらい、高い評価をうけている。

| | |
|---|---|
| 装丁・本文デザイン | 伊藤 昌世 |
| 撮　影 | 宮崎 純一 |
| スタイリング | 伊藤 美枝子 |

# いっしょに食べよ！
病院の栄養士が考えたおいしい嚥下食レシピ

2012年8月28日 1刷発行
2016年5月20日 2刷発行

あかいわチームクッキング

発行所　ライフサイエンス出版株式会社
　　　　〒103-0024　東京都中央区日本橋小舟町8-1
　　　　Tel　03-3664-7900
　　　　http://www.lifescience.co.jp/

印刷所　株式会社八紘美術

© ライフサイエンス出版　2012
ISBN 978-4-89775-305-8

JCOPY <(社)出版者著作権管理機構 委託出版物>
本書の無断複写は著作権法上での例外を除き禁じられています。
複写される場合は、そのつど事前に(社)出版者著作権管理機構(電話 03-3513-6969、FAX 03-3513-6979、e-mail: info@jcopy.or.jp)の許諾を得てください。